中小学生营养知识和膳食指导手册

刘怡娅 胡 秀 雷世光 李世军 ◎ 主编

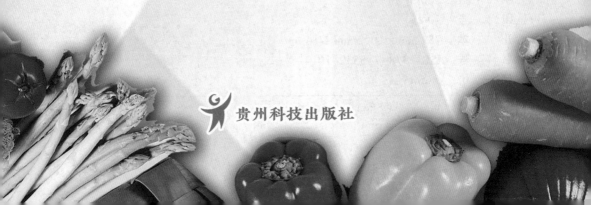

贵州科技出版社

图书在版编目（CIP）数据

中小学生营养知识和膳食指导手册 / 刘怡娅等主编
. -- 贵阳：贵州科技出版社，2021.11（2023.7 重印）
ISBN 978-7-5532-1014-8

Ⅰ.①中… Ⅱ.①刘… Ⅲ.①中小学生－膳食营养－
手册 Ⅳ.① R153-62

中国版本图书馆 CIP 数据核字 (2021) 第 227039 号

中小学生营养知识和膳食指导手册
Zhongxiaoxuesheng Yingyang Zhishi He Shanshi Zhidao Shouce

出 版 发 行	贵州科技出版社	
地 址	贵阳市中天会展城会展东路 A 座（邮政编码：550081）	
网 址	http://www.gzstph.com	
出 版 人	朱文迅	
经 销	全国各地新华书店	
印 刷	天津海德伟业印务有限公司	
版 次	2021 年 11 月第 1 版	
印 次	2023 年 7 月第 3 次	
字 数	200 千字	
印 张	10.25	
开 本	787 mm × 1092 mm 1/16	
书 号	ISBN 978-7-5532-1014-8	
定 价	58.00 元	

天猫旗舰店：http://gzkjcbs.tmall.com
京东专营店：http://mall.jd.com/index-10293347.html

《中小学生营养知识和膳食指导手册》
编委名单

主　编：刘怡娅　　胡　秀　　雷世光　　李世军
副主编：郭　华　　李亚非　　贺林娟　　王应刚
编　委：

　　　　吴胜男　　黄伊彦文　李佳颖　　王伟人

　　　　龙泓江　　王灵秋　　代　华　　周萌萌

　　　　李若田　　陆宇超　　段明香　　李洪彦

　　　　张　迪　　潘　俊　　李洪克　　田　波

　　　　王卫媛　　黄俊波　　吴帮云　　杨春燕

　　　　石　敏　　杜　红　　张　威　　杨亚军

　　　　石　柱

前 言

　　儿童青少年是国家的未来、民族的希望。促进儿童青少年健康成长，能够为国家可持续发展提供宝贵资源和不竭动力，是建设社会主义现代化强国、实现中华民族伟大复兴中国梦的必然要求。

　　营养是健康的基础，是儿童青少年身体和智能发育的根本保障。儿童青少年正处于生长发育的关键时期，身高、体重增长迅速，代谢旺盛。儿童青少年期营养状况不仅对儿童青少年当前的生长发育产生重要影响，同时还会影响其成年后身体健康状况。儿童青少年的身心健康更关系到中华民族整体素质的提升和国家的长远发展。党和国家始终高度重视儿童青少年健康发展，先后制定了《中国儿童发展纲要》《中国食物与营养发展纲要（2014—2020年）》《"健康中国2030"规划纲要》《国民营养计划（2017—2030年）》等一揽子涉及儿童青少年健康发展的政策，实施了"学生饮用奶计划""农村义务教育学生营养改善计划"等一系列儿童青少年营养改善行动。

　　随着上述政策、计划的实施和国民经济的持续快速发展，我国儿童青少年营养状况也有了明显改善。根据《中国居民营养与慢性病状况报告（2020年）》，我国儿童青少年营养不足的问题持续改善，我国6岁以下儿童生长迟缓率降至7%以下，低体重率降至5%以下，均已实现2020年国家规划目标。农村儿童生长迟缓问题已经得到根本改善，农村6岁以下儿童生长迟缓率从2015年发布的11.3%降至5.8%，6~17岁儿童青少年生长迟缓率从4.7%降至2.2%。但由于不同地区自然条件、社会经济的差异和发展的不均衡，加之社会环境、膳食结构和生活方式的变化，目前我国少部分儿童仍面临着营养不良、超重肥胖和隐性饥饿的三重挑战，主要表现如下：儿童发育迟缓、消瘦等，特别是欠发达地区尤为严重。城乡儿童超重肥胖均呈现快速上升的趋势，慢性病低龄化趋势明显；微量元素摄入不足造成的隐性饥饿问题突出，儿童贫血问题值得关注。上述问题不仅影响儿童青少年的健康发育，同时也给社会带来了沉重负担，而且正在发展为影响国民素质和社会发展的重要公共卫生问题。

《关于深入实施农村义务教育学生营养改善计划的通知》（财教〔2021〕174号）提出要加强营养配餐、膳食指导、食育文化等，向学生、家长、教师和供餐人员普及营养科学知识。我们应积极普及营养知识，充分利用当地食物资源和有限的经济条件，为中小学生提供全面、均衡、适量、安全、营养的膳食，将"营养"落到实处。

当前，我国正处于实现"两个一百年"奋斗目标的历史交汇期。站在新的历史起点上，我们需要进一步促进儿童青少年营养健康，全面提高儿童青少年综合素质，培养身心全面发展的社会主义接班人。为提高儿童青少年尤其是农村地区儿童青少年的健康水平，改善儿童青少年营养不良状况，提升儿童青少年营养健康素养，贵州省疾病预防控制中心组织编写了《中小学生营养知识和膳食指导手册》。本书的编写依据是《中国居民膳食指南（2022）》相关理论和贵州省学生营养改善工作实践，主要面向中小学生、教师、家长及供餐人员，力求用通俗易懂的语言传播营养知识。本书通过对营养学基础、中小学生健康膳食原则以及食育文化等的介绍，让读者对营养知识有初步的了解。本书还特地根据不同年龄学生的营养需求特点编制了多种营养食谱，使得本书兼具理论性和操作性，对指导中小学生日常合理营养膳食有一定的参考价值。鉴于目前全国处于新型冠状病毒肺炎疫情防控常态化特殊时期，本书还增加了新型冠状病毒肺炎疫情防控时期中小学生就餐、配餐要求，为科学指导中小学生健康就餐和提高中小学生自身免疫力提供指导。

希望本书能够为从事中小学教育、营养、食育等方面工作的朋友提供一点帮助。由于编写时间仓促、涉及内容繁多，书中难免存在疏漏。在此，我们希望得到读者的理解和支持，更热切地欢迎大家对本书提出批评和改进建议，以便我们再版时进一步完善并提高本书质量。

编　者

目 录

第一章

营养学基础

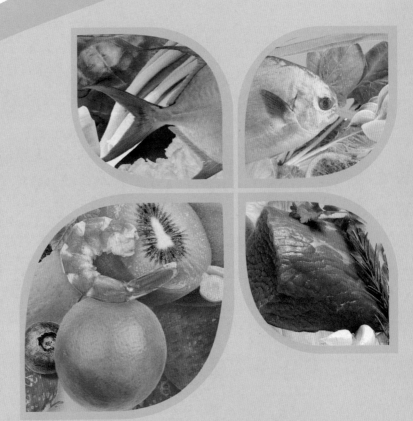

一、营养素

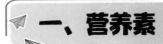

同学们，我们每天都需要吃饭，除为了果腹和

满足食欲之外，吃饭还有更重要的意义，那就是维

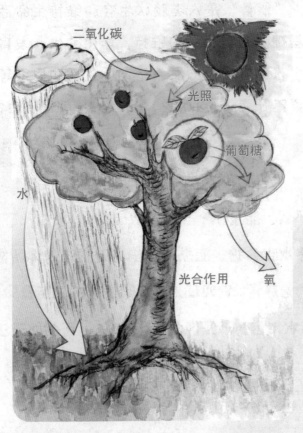

二氧化碳

光照

葡萄糖

水

光合作用　　氧

护和促进健康。如何从每天的食物中吃出健康呢？
要了解这些知识，就得从了解"营养素"开始。

（一）能量：生命的动力

你 知 道 吗 ？

"能量"是人类赖以生存和维持生命活动
的基础。人类生命的维持，学生的生长发育，
每个人的呼吸、心跳、运动、说话和思维等，
都离不开能量。可以说，没有能量，就没有生命。

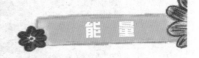

那么，能量从哪里来呢？

碳水化合物、脂肪和蛋白质是提供人体所需能量
的三大营养素。它们在人体内氧化产生的能量分别为：
1 克碳水化合物产生能量 4 千卡[①]；1 克脂肪产生能量

注：①千卡，热量单位，1 千卡 ≈ 4.185 8 千焦。

9千卡;1克蛋白质产生能量4千卡。这三大营养素就是从各种各样的食物中转换而来的。

中国儿童青少年膳食能量推荐摄入量见表1-1。

表1-1 中国儿童青少年膳食能量推荐摄入量

年龄/岁	推荐摄入量/(千卡·天$^{-1}$)		年龄/岁	推荐摄入量/(千卡·天$^{-1}$)	
	男	女		男	女
6 ~ < 7	1400	1250	10 ~ < 11	1800	1650
7 ~ < 8	1500	1350	11 ~ < 14	2050	1800
8 ~ < 9	1650	1450	14 ~ < 18	2500	2000
9 ~ < 10	1750	1550	18 ~	2250	1800

（二）蛋白质：生命的基石

蛋白质是人体的必需营养素，是一切生命的物质基础，对促进人体的生长发育和维持人体正常的生理机能至关重要。孩子的生长发育可以被看作蛋白质不断积累的过程，长个子、组织器官的发育成熟都离不开蛋白质。蛋白质是其他任何物质都不能取代的。

中小学生蛋白质摄入量应占膳食摄入总量的10% ~ 15%，不同年龄和性别的儿童青少年对蛋白质的摄入量有所不同（表1-2）。

表1-2 不同年龄和性别的儿童青少年蛋白质推荐摄入量

年龄 / 岁	推荐摄入量 /（克·天 $^{-1}$）		年龄 / 岁	推荐摄入量 /（克·天 $^{-1}$）	
	男	女		男	女
6 ~ < 7	35	35	10 ~ < 11	50	50
7 ~ < 8	40	40	11 ~ < 14	60	55
8 ~ < 9	40	40	14 ~ < 18	75	60
9 ~ < 10	45	45	18 ~	65	55

豆类、奶类及肉类的蛋白质所含必需氨基酸种类齐全、数量充足、比例适当，不仅能维持人体的健康，而且能促进儿童青少年生长发育，所以称它们为优质蛋白质。

（三）碳水化合物：物美价廉的能量来源

碳水化合物又称糖类，是人体最主要的能量来源。它是唯一直接为大脑提供能量的营养素，是其他营养素无法替代的。平时饮食宜优选完整、没有精制加工的食物，因为这些食物中膳食纤维含量丰富，人体吸收比较慢，所以血糖生成指数偏低。一般来说，糙米比精米好，新鲜果汁比瓶装果汁好，土豆比薯片好，等等。知道这些，就能让碳水化合物更好地为我们的健康服务。

你 知 道 吗 ？

血糖生成指数，指某种食物升高血糖的效应与标准食品（通常是葡萄糖）升高血糖的效应之比。

血糖生成指数

我国一般推荐中小学生摄入碳水化合物的供能量占供能总量的 50%～65%。

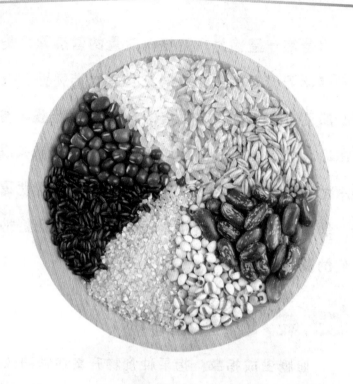

（四）脂肪：生命必需的营养素

脂肪是人体能量的来源和维生素吸收的保障，是儿童青少年生长发育不可或缺的营养素。更为重要的是，脂肪酸是维持人体健康所必需的，可以促进人体生长发育，保护生殖系统及皮肤、肾、肝等器官的健康。但是需尽量控制膳食中反式脂肪酸的摄入。反式脂肪酸常见于含人造黄油、奶油之类的西式快餐、烘焙食物，如饼干、油炸快餐食品，等等。另外，在超市选购食品时，尽量避免购买食品营养标签中标有氢化油、人造黄奶油、人造植物油、起酥油等字样的食品，这样才能减少反式脂肪酸对我们健康的影响。

我国一般推荐中小学生摄入脂肪的供能量占供能总量的 20% ~ 30%。

（五）维生素：维护生命的要素

维生素即维持生命的物质，是维持人体生命活动必需的一类有机物质，也是保持人体健康的重要活性物质。中小学生比较容易缺乏的主要维生素包括维生素 A、维生素 C、维生素 D 等。

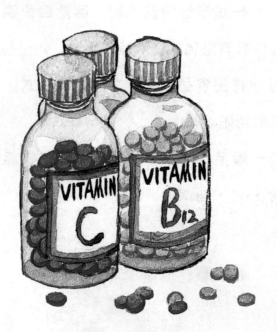

1. 维生素 A

维生素 A 不仅可以保护中小学生的视力，使他们的眼睛更明亮，而且可以促进他们的骨骼发育，还能增强他们对疾病的抵抗力。

动物性食品中维生素 A 含量最为突出的是动物肝脏；蛋黄中的维生素 A 含量比动物肝脏要稍逊一

筹，但也相当可观；部分水产品中的维生素 A 含量也较丰富。

2. 维生素 D

维生素 D 的主要作用是促进人体对钙的吸收和利用，也参与调节机体免疫功能。人体每天需要摄入的维生素 D 的量是 10 微克。长期缺乏维生素 D 可能导致骨软化、骨质疏松。中小学生缺乏维生素 D 时多出现亚急性佝偻病，表现为腿疼和抽搐。

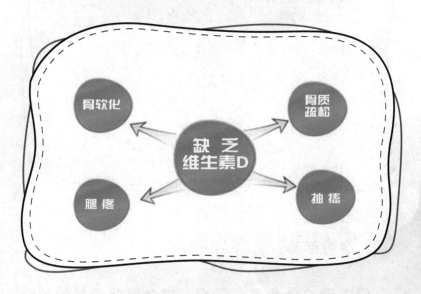

多数食物中的维生素 D 含量极为有限，其仅富含于某些海洋鱼类的肝脏中。人体内的维生素 D 主要靠皮肤经过适当的紫外线照射后合成，或额外补充。因此，中小学生应保证每日 60 分钟的户外活动，在不能进行足够户外活动或日光不充足的季节，可选用维生素 D 强化食品或补充剂。

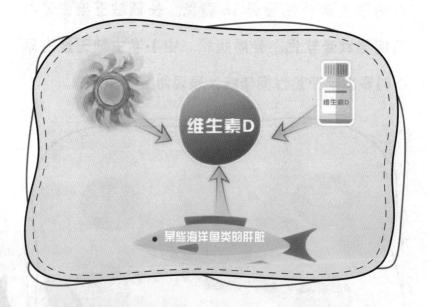

3. 维生素 C

维生素 C 是骨骼、牙齿、微血管等合成时的必需物质，可以帮助这些组织修复创伤。维生素 C 是机体内一种很强的抗氧化剂，可以帮助机体清除一些有毒、有害的物质，提高机体对疾病的抵抗力。维生素C还能促进人体对膳食中铁的吸收。摄入足够的维生素C，有助于还原黑色素中间体多巴醌，抑制黑色素生成，能使皮肤更有光泽、弹性。

4. B族维生素

维生素B_1又称硫胺素，因其有预防和治疗脚气病的作用，所以又被称为抗脚气病因子。它参与人体内的很多重要反应，对于维持神经、肌肉的正常活动起着关键的作用。同时，维生素B_1也对增进食欲和维持消化功能起着重要的作用。

维生素B_2参与人体内很多重要的反应，能保证身体有足够的能量供应，促进生长和组织修复，还参与修复人体内的抗氧化防御。维生素B_2也对增进食欲和维持消化功能起着重要的作用。

缺乏维生素B_1时，人容易健忘、不安、发怒、忧郁，并易患周围神经炎、心血管功能不足、浮肿、小腿间歇性酸痛、脚气病等。

缺乏维生素B$_2$时，人容易患口角炎、舌炎、唇炎、眼睑炎等各种皮肤黏膜疾病。

缺乏维生素B$_{12}$时，人可能会出现手掌、前臂、下肢对称性色素沉着，以及恶性贫血、出汗障碍、指甲营养不良等病症。

总之，维生素正如它的名字一样，是"维持生命的要素"。

不同年龄儿童青少年部分维生素推荐摄入量见表1-3。

表 1-3　不同年龄儿童青少年部分维生素推荐摄入量

年龄/岁	推荐摄入量			
	维生素A/（微克·天$^{-1}$）		维生素D/（微克·天$^{-1}$）	维生素C/（微克·天$^{-1}$）
	男	女		
7 ~ < 11	500		10	65
11 ~ < 14	670	630	10	90
14 ~ < 18	820	630	10	100
18 ~	800	700	10	100

（六）矿物质：健康不可缺

矿物质是维持人体正常生理功能所必需的元素。人体含有 60 多种矿物质，其中以下几种对中小学生生长发育尤为重要。

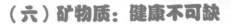

1. 钙

钙是人体骨骼发育的基本原料。人体中的钙有 99% 形成骨骼和牙齿。钙是中小学生身高迅猛增长必不可少的营养素之一。日常生活中通过饮食补钙是最有效、经济、安全的途径。含钙食物很多，如奶类、豆类及海产品等。针对中小学生的生理特点，要对其适量增加钙的供给，建议每天喝牛奶300 毫升。一般按照钙含量基本相当的原则，100 克鲜奶的钙含量相当于 15 克奶粉或 10 克虾皮的钙含量。

2. 铁

铁是血液中血红蛋白的重要成分，是中小学生成长过程中不可或缺的重要元素，也是其身体和智力发育的重要保障。铁不仅能维持人体正常的造血功能，还能维持人体正常的免疫功能。

3. 锌

锌是人体生长发育的保证。

锌在促进人体生长发育、提高免疫功能、增强物质代谢等方面具有重要作用。另外，锌还是大脑中含量最多的微量元素，具有增强记忆力和提高学习能力的重要作用。缺锌会影响食欲，造成偏食、厌食；同时，缺锌还会影响发育，造成身材矮小。

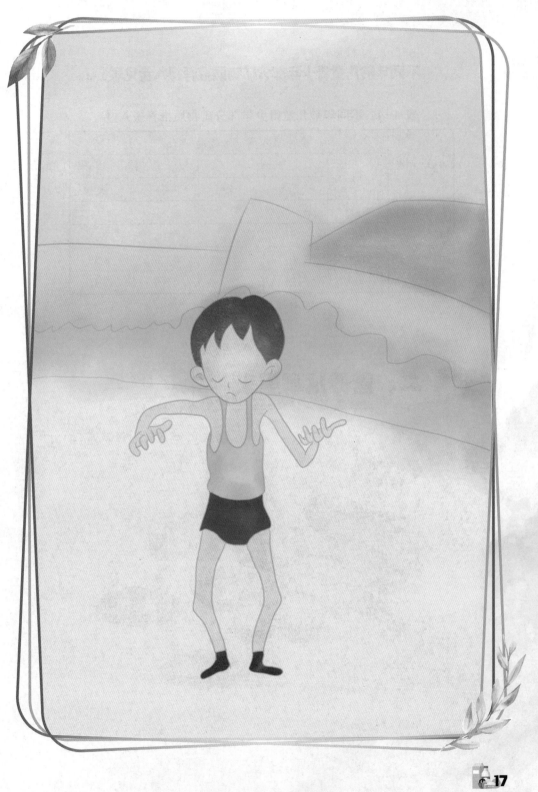

不同年龄儿童青少年部分矿物质推荐摄入量见表1-4。

表1-4 不同年龄儿童青少年部分矿物质推荐摄入量

年龄/岁	推荐摄入量/（毫克·天$^{-1}$）				
	钙	铁		锌	
		男	女	男	女
7 ～＜ 11	1000	13		7	
11 ～＜ 14	1200	15	18	10	9
14 ～＜ 18	1000	16	18	11.5	8.5
18 ～	800	12	20	12.5	7.5

二、营养从哪里来

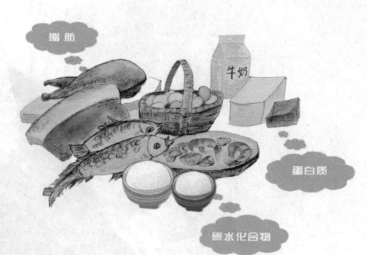

营养来源于各种各样的食物。总的来说，我们可以把食物分为五大类。

　　由中国营养学会组织相关专家编写的 2022 年版《中国居民平衡膳食宝塔》将食物分为五层，每层分别为下列五类不同的食物。下面具体介绍这五类食物。

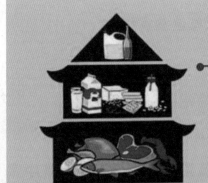
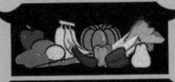
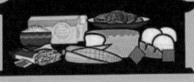

盐 < 5 克
油 25 ~ 30 克

奶及奶制品 300 ~ 500 克
大豆及坚果类 25 ~ 35 克

动物性食物 120~200 克
每周至少 2 次水产品
每天 1 个鸡蛋

蔬菜类 300 ~ 500 克
水果类 200 ~ 350 克

谷类 200 ~ 300 克
全谷物和杂豆 50 ~ 150 克
薯类 50 ~ 100 克

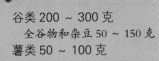

水 1500 ~ 1700 毫升

《中国居民平衡膳食宝塔》

（一）第一层：谷薯类食物

谷类包括米、面及其制品，我们每天吃的大米、各种面食都属于这一类；薯类包括马铃薯、红薯等。杂豆包括除大豆以外的其他干豆，如红小豆、绿豆、芸豆等。谷薯类食物是膳食能量和碳水化合物的主要来源，同学们应该天天吃这些食物！

（二）第二层：蔬菜水果类

建议每天应吃新鲜蔬菜 300 ~ 500 克，其中深色蔬菜如菠菜、油菜等每天的摄入量应达到蔬菜总量的 1/2 以上；每天应吃新鲜水果 200 ~ 350 克。

蔬菜和水果各有优势，虽放在一层，但不能相互替代。

（三）第三层：鱼、禽、畜、蛋等动物性食物

建议每天吃 1 个鸡蛋，鱼、禽、畜类每天的摄入量共计 120 ～ 200 克。

此类食物富含优质蛋白质、脂类、维生素和矿物质，但由于肉类食物脂肪含量高、能量高，食用应适量。有条件者可以优选优质水产品、禽类和鸡蛋，畜肉类最好选择瘦肉，少吃加工类肉制品。

（四）第四层：奶类及奶制品、大豆类和坚果

奶类及奶制品的种类非常丰富，包括液态奶、酸奶、奶酪、奶粉等；大豆类包括黄豆、青豆等，其常见的制品有豆浆、豆腐、豆腐干等；坚果的种类也很丰富，包括板栗、杏仁等。

（五）第五层：烹调油和盐

烹调油包括各种动物油和植物油。动物油和植物油其实是从来源上区分的，也就是这种油是来自动物，还是来自植物。动物油，即动物油脂，是动物的脂肪。供人类食用的动物油一般来源于猪、牛、鸡、鱼等，如猪油、鸡油等。植物油广泛分布于自然界中，是从植物的果实、种子、胚芽中得到的油脂，如花生油、豆油、亚麻籽油、蓖麻籽油、菜籽油和橄榄油等。

你 知 道 吗 ？

营养——人体从外界环境摄取食物，经过消化吸收和代谢，用以供给能量，构成和修补身体组织，以及调节生理功能。

营养素是指能在体内被消化吸收和代谢，用以供给能量，构成和修补身体组织及调节生理功能的物质。

营养和营养素

第二章

营养不良学生的
健康膳食指导

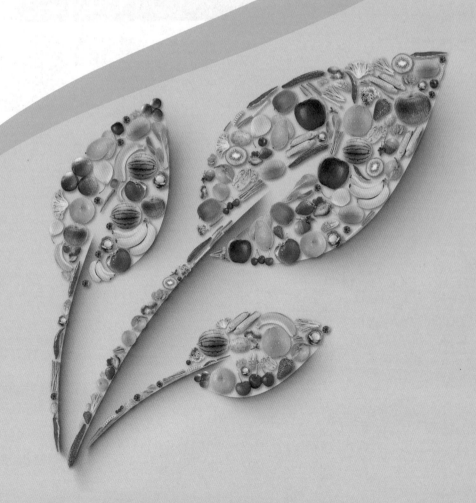

营养不足（生长迟缓、消瘦）、超重和肥胖及与之相关的慢性非传染性疾病等多种情况均为营养不良。以下对中小学生中常见的低体重、超重和肥胖两种情况展开叙述，并提出科学的膳食指导。

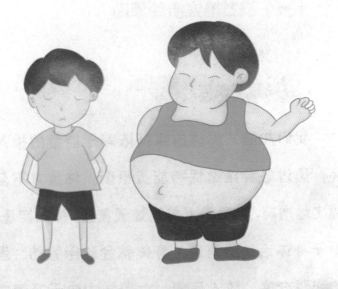

一、低体重学生

无论男生还是女生，随着年龄的增长，身高、体重都应相应地增长。按照世界卫生组织的标准，学生的体重低于相应年龄别体重2个标准差即为体重低下，或体质指数（BMI）小于或等于同性别、同年龄界值点即为消瘦，这两种情况都属于低体重性营养不良。

（一）引发低体重的原因

1. 神经性厌食症

我们知道，体重的保持依赖于能量的摄入和消耗，通过各种渠道保持能量平衡，体重才不至于大幅度地增减。如果患上神经性厌食症，摄入能量不足，小于身体活动的消耗，身体就会动用脂肪、蛋白质的积蓄仓库，致人消瘦。女同学中由于减肥或其他原因造成的神经性厌食症比较常见。

2. 糖尿病消瘦

糖尿病消瘦主要是因为身体内胰岛素分泌不足，组织不能充分利用葡萄糖，身体的主要能量来源被断绝，只能靠动用贮存的脂肪和蛋白质来补充能量。

3. 消瘦型甲状腺功能亢进症

有一部分甲状腺功能亢进症病人，尽管食欲亢进，食量大增，但却面容憔悴，面黄肌瘦。这主要是因为病人身体内的分解代谢大于合成，能量以热能形式大量丢失。这种病在医学上叫作消瘦型甲状腺功能亢进症。

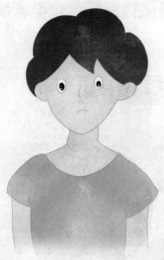

总之，引起消瘦的原因是多种多样的。一旦体重骤然下降，就要立即请医生查找原因，以便妥善处理。如果经过全面检查暂时未查出病因，也不要苦恼，那也可能是体质性的变化，与种族、遗传、生活环境、饮食习惯、日常活动量有关。但不要放松警惕，要遵从医嘱，定期到医院复查、咨询，以便早期发现消瘦的原因，及早治疗。学生时期除了要重点关注疾病原因外，养成良好的日常饮食习惯也非常重要。

（二）改善低体重学生身体状况的方法

1. 合理饮食，健康体重

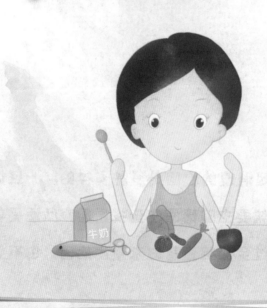

牛奶

（1）每餐定时定量，不要以零食代替正餐、以糕点代替主食。

（2）课间加餐或晚上宵夜以富含优质蛋白质的食物为主，如牛奶、酸奶、豆浆、鸡蛋等。

（3）各餐都要有充足的谷物或全谷物。

（4）保证摄入充足的奶类、大豆及其制品、鱼、禽、畜、蛋类等。

（5）吃丰富、多样的蔬菜和水果。

低体重学生抵抗力差，易发生呼吸道、消化道反复感染，合并蛋白质或热能不足、贫血等营养缺乏症。合理的膳食、均衡的营养直接影响其生长发育和疾病的治疗与康复。

2. 健康行为，科学增肌

（1）养成不挑食、不偏食的饮食习惯，保持旺盛的食欲。

（2）加强体格锻炼，增加肌肉力量。

（3）不要盲目节食，在不能确定自己的身高或体重是否不足时，应向医生或营养专家咨询。

（4）不要盲目进补，避免体重增长过快，走向另一个极端。

3. 家长以身作则，言传身教

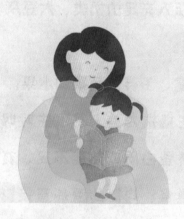

（1）家长应做孩子的好朋友，和孩子一起制订计划、共同努力。

（2）家长应关注孩子的身高、体重变化。

（3）家长应从自身做起，平衡膳食，改变较单一的饮食习惯。粗粮、蔬菜、水果、薯类应占全家每日食物摄入总量的大部分。

（4）不要盲目跟着广告为孩子选食品，更不要盲目为孩子进补。

（5）注意用餐氛围的营造，全家共同进餐，提高孩子的食欲。

（6）不要边进餐边看电视，也不能边学习边进餐。

（7）家长不要在进餐前或进餐时批评孩子，不要在进餐时过问孩子的学习。

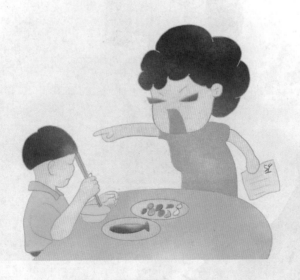

家长应该重视孩子膳食的食物结构，而不是只看重食品好坏。同时应不断改善烹调方式，变换食

品的花色品种，鼓励孩子进食各种食物，特别是杂粮、薯类、豆类、绿色蔬菜和奶类等，纠正孩子挑食、偏食的不良饮食习惯，让孩子少喝饮料，少吃油炸、膨化食品等零食。从小培养合理膳食、营养均衡的好习惯，才是纠正低体重的先决条件。

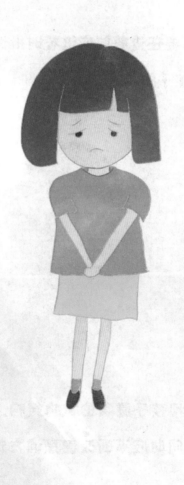

二、超重和肥胖的学生

　　肥胖是因能量代谢障碍，体内脂肪积聚过多，尤其是皮下脂肪堆积所致。它可以对中小学生的一些器官、系统等造成功能性的损伤，使得他们的活动能力和体质下降。与此同时，肥胖不仅会对孩子们儿童时期的健康造成威胁，而且会影响他们长大以后身体的健康状况，成为各种疾病的诱因，更是导致糖尿病、多种癌症、高血压、心血管疾病、中风等的潜在危险因素，严重时甚至危及生命。同伴或他人的异样眼光也会加重肥胖儿的心理压力，对他们的身心健康造成巨大的影响。所以说，加强对肥胖的防治，对增强儿童体质和预防疾病的发生有着非常重要的意义。因此，有必要认识和了解肥胖的相关知识，以便提供科学合理的膳食，做到科学减肥。

（一）肥胖的原因

为了还给孩子们一个健康的身体，我们需要了解肥胖儿的生活和饮食习惯，了解他们肥胖的原因。

1. 不良的饮食习惯

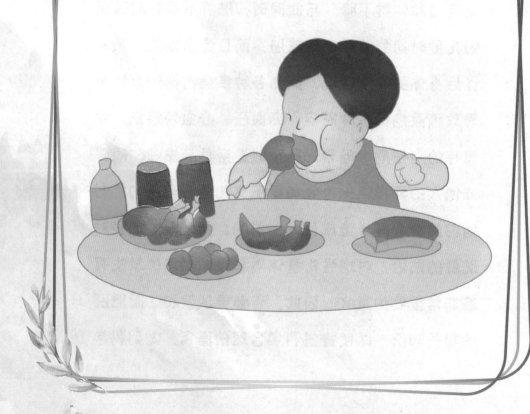

现在许多孩子饮食都不规律，没有养成良好的饮食习惯。例如，不爱吃早饭，吃饭的时候狼吞虎咽，专吃荤菜从不吃素菜，把零食当主食等，这些不良的饮食习惯是导致孩子肥胖的重要原因。更有孩子喜欢吃一些垃圾食品，而这些食品高糖、高油、高盐的成分，会使他们摄入大量热能，使脂肪堆积在体内，从而进一步导致肥胖。

2. 烹饪习惯

家庭的烹饪习惯与孩子是否肥胖也有一定的关系。如烧菜过程中喜欢多放糖，而糖在食物中的热量较高，很容易导致肥胖。

3. 家庭遗传

遗传因素也会导致肥胖。据报道，双亲均为肥胖者，其子女肥胖的发生率非常高。因此，遗传因素也是孩子肥胖的原因之一。

4. 运动量过少

一方面，因为长辈们过于呵护孩子，所以生怕孩子受伤而限制了孩子的运动；另一方面，现在许多孩子的居住环境限制了他们的运动自由，尤其是高层住户的孩子，户外运动的次数大大减少。许多家长非常重视自己的工作和事业，繁忙之余几乎没有时间陪孩子运动。

再而言之，现在的一些电子产品如电脑、电视、手机等吸引了孩子们的大部分注意力，取代了孩子们运动的机会，久而久之，再不断摄入高热量食物又不进行运动便导致了孩子的肥胖。

（二）对症下药，甩掉肥胖包袱

在对孩子产生肥胖的原因进行了解和分析之后，我们就要采取行动了，希望孩子们能在家长的配合下走出肥胖给他们带来的影响，让他们拥有健康的体魄并快乐成长。

1. 从饮食入手，帮助孩子摆脱肥胖

我们可以改变以往的进餐顺序，鼓励孩子在吃饭之前先喝汤，通过喝汤来减少饥饿感，从而减少进食量。同时还要引导他们先吃低热量食物，后吃高热量食物，合理安排膳食中蔬菜和水果的摄入比例，以达到膳食均衡。

下面列举了一些膳食调整过程中的关键措施：

（1）严格控制一日三餐的食物摄入总量，少吃零食和宵夜，偶尔食用也应以低糖、低脂肪的水果、蔬菜为主。

（2）每天都要吃早餐，避免中午因饥饿而食用过多食物。

（3）烹调时多采用蒸、煮、凉拌和快炒等方式，少用煎和油炸。

（4）用小号餐具进餐，进餐时细嚼慢咽，减慢吃饭速度，每餐吃七八分饱。

（5）每天至少有一餐以全谷物为主食，如午餐或晚餐为粗杂粮。

（6）每天都要吃深绿色的叶类蔬菜，中餐、晚餐分别至少有两种蔬菜。

（7）吃适量的鱼、虾、瘦肉、蛋、大豆及豆制品。

（8）以低脂/脱脂牛奶代替全脂牛奶。

（9）少吃多油脂或糖分高的食物，如糖果、巧克力、冰淇淋、肥肉、油炸食品、膨化食品等。

（10）用白开水代替饮料，少喝碳酸饮料、风味饮料等含糖量高的饮品。

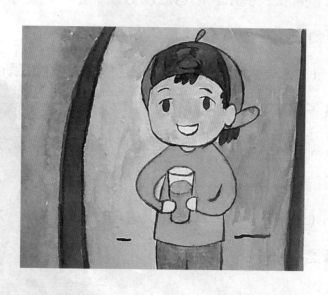

（11）购买食物时，要看营养标签，尤其是查看能量项目。

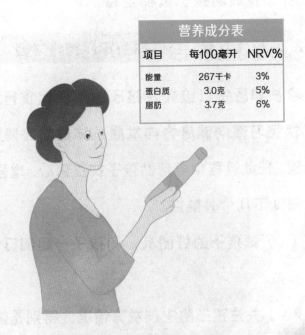

营养成分表		
项目	每100毫升	NRV%
能量	267千卡	3%
蛋白质	3.0克	5%
脂肪	3.7克	6%

对于提供给孩子的健康食品，如奶、蔬菜及水果等，不需要刻意控制摄入量。正确判断孩子的需求量非常重要，很多家长往往过高估计，使孩子吃得过饱。不提倡用食物奖励孩子；不要让孩子养成一边看电视一边吃零食的习惯；等等。尽量不让孩

子吃快餐。按量做饭。需要注意的是，对肥胖的孩子来说，无论采取什么样的干预方法，在短期内都不可能出现明显的减重效果，家长应保持足够的耐心·并鼓励孩子长期坚持。

2. 从行为入手，逐渐改变不良行为习惯

家长和医生应该关注孩子的不良饮食行为，促使其饮食习惯向健康方向发展，体重最终降低到正常范围。在此过程中要帮助孩子树立信心、增强毅力，并做到以下几个关键点。

（1）做孩子的好朋友，和孩子一起制订计划，共同努力。

（2）关注孩子的生长发育情况，特别是体重。

（3）从自身做起，平衡膳食，粗粮、蔬菜、水果、薯类应占每日食物摄入总量的大部分。

（4）采用健康的烹调方式，尽量少用油炸、煎的烹调方式。

（5）不能一味迁就孩子的口味，尽量避免孩子

食用过多高脂肪、高糖的食物。

（6）可以先盛少量食物，不要强迫孩子把碗里的饭菜吃光。

（7）不盲目跟着广告为孩子选食品，更不要盲目选择减肥产品。

（8）在均衡膳食的基础上，开展积极的、多种多样的体力锻炼活动。

3. 合理运动

（1）养成每日晨起称体重的习惯，每周进行1次体重评价。

（2）充分利用体育课时间做运动。

（3）课间活动时间，鼓励孩子开展多种形式的身体活动；至少要保持每天60分钟的中高强度身体活动。

（4）以动制静，鼓励以步行代替乘车、以做家务代替看电视，每天的静态活动（看电视、玩电子游戏等）时间小于1小时。

（5）课余时间每周做 3~5 次、每次至少 60 分钟的中等强度运动，如快走、慢跑、游泳、跳绳等运动。

（6）鼓励孩子进行更高强度的运动，如爬山等。

总之，过度的营养和运动不足是造成孩子肥胖最为常见的原因。对于肥胖，饮食干预还远远不够，运动干预也是非常重要的措施。适当增加运动量，通过运动干预，可帮助儿童控制体重，改善健康状况。

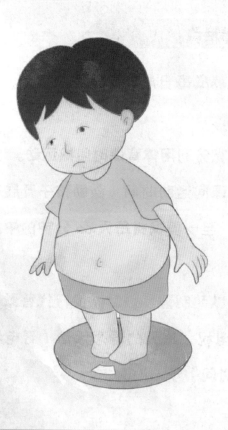

儿童青少年正处于成长的黄金阶段，其身体和智力都在快速发育。营养不良会对孩子的生长发育造成严重影响，因此应该加大营养干预的力度，保证孩子能够摄入充足且均衡的营养。合理平衡的膳食是提高孩子生长质量的基础和关键，是确保孩子各个身长阶段发育良好的必要前提。家长在孩子的膳食上起着至关重要的作用。家长应通过多学习，做到科学育儿，帮助孩子养成良好的饮食习惯，使其终身受益。

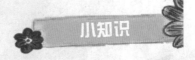

小知识

第三章

中小学生健康膳食原则

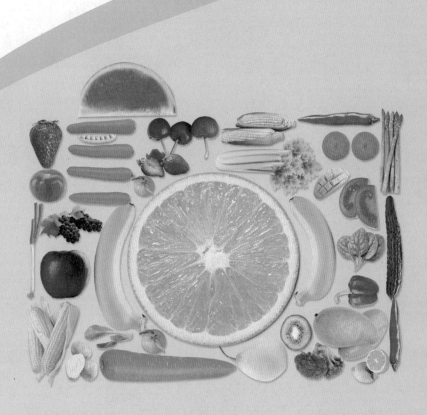

平衡膳食是保障人体营养和健康的基础。每种食物各自含有不同的营养素，因此食物多样化是平衡膳食的基本原则。中小学生生长发育迅速，对能量和营养素的需要量相对成年人更高。充足的营养是人智力和体格正常发育，乃至一生健康的重要保障。

一、食物的分类及其营养价值

根据平衡膳食原则和食物提供的营养素，可将食物分为五大类——谷薯类、蔬菜水果类、畜禽鱼蛋类、奶大豆坚果类、烹饪用油盐类，每类具有各自的营养价值。另外，水也是人体必需的物质。

（一）谷薯类食物

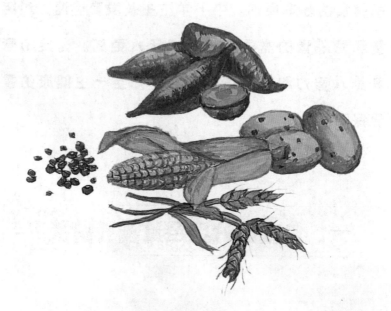

谷薯类食物是膳食中最经济、最重要的能量和碳水化合物来源，也是多种微量营养素和膳食纤维的良好来源。全谷物可提供较多的B族维生素、矿物质、膳食纤维等营养成分及有益健康的植物化学物。杂豆食物中蛋白质、膳食纤维、钙、铁含量较高。

谷类包括小麦、稻米、玉米等及其制品；薯类包括马铃薯、红薯等；杂豆包括除大豆以外的其他干豆，如红小豆、芸豆、绿豆等。全谷物是指未经精细加工或虽然经碾磨、粉碎、压片等处理仍然保留了完整谷粒的全部天然营养成分的谷物，如小米、燕麦等。全谷物、薯类和杂豆的血糖生成指数远低于精制米面。全谷物可降低糖尿病、肥胖、心血管疾病和结肠癌的发生风险。增加薯类的摄入量可改善便秘。

（二）蔬菜水果类食物

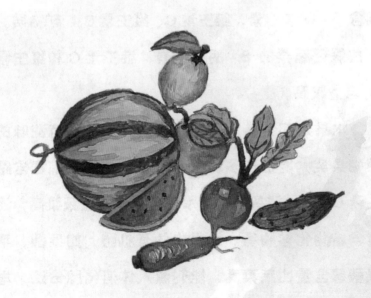

　　蔬菜和水果是维生素、矿物质、膳食纤维和植物化学物的重要来源，且能量低，对于满足人体微量营养素的需要，保持人体肠道正常功能以及降低慢性病的发生风险等具有重要作用。提高蔬菜、水果摄入量，可维持机体健康，有效降低心·血管疾病和糖尿病等慢性病的发病风险。

　　蔬菜按食用器官分类法分为茎菜类、叶菜类、花菜类、根菜类、果菜类。每类蔬菜各有其营养特点。茎菜类、叶菜类、花菜类蔬菜（如菠菜、西兰花）富含 β - 胡萝卜素、维生素 C、维生素 B_2、矿物质。一般深色蔬菜的 β - 胡萝卜素、维生素 C 和维生素 B_2 含量较高。

　　水果大部分是可以直接食用、多汁且有甜味的植物果实，能提供多种营养素和膳食纤维，富含维生素 C、钾、镁等，其碳水化合物含量较蔬菜高，还富含植物化学物等。水果中的有机酸，如果酸、苹果酸等含量比蔬菜高，能刺激人体消化腺分泌，增进食欲，有利于食物消化，同时对维生素 C 的稳定

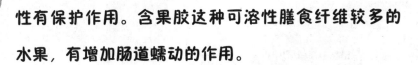
性有保护作用。含果胶这种可溶性膳食纤维较多的水果，有增加肠道蠕动的作用。

水果种类很多，根据果实的来源、结构等分为单果、聚合果和聚花果三类。单果根据果皮质地不同又分为肉质果和干果。肉质果大致可分为五类：①浆果，如葡萄、枸杞、番茄等；②瓠果，如西瓜、罗汉果等；③柑类，如橘、柚等；④核果，如桃、杏等；⑤梨果，如苹果、梨等。另外，红色和黄色水果（如芒果、柑橘）中 β-胡萝卜素含量较高；柑类、浆果类中维生素C含量较高；香蕉等的钾含量较高；等等。成熟水果所含的营养成分一般比未成熟水果的高。

植物化学物多为植物来源，具有多种生理功能，主要有抗氧化、调节免疫力、抗感染、降低胆固醇、延缓衰老等作用，因此具有保护人体健康和预防心血管疾病等作用。

（三）畜禽鱼蛋类食物

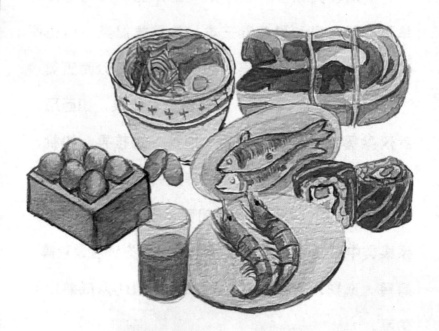

　　畜禽鱼蛋类食物属于动物性食物，可提供人体所需的优质蛋白质和多种微量营养素，富含蛋白质、脂类、脂溶性维生素、B族维生素和矿物质等，是平衡膳食的重要组成部分。它们所含的蛋白质的氨基酸组成更适合人体需要，利用率高，但是有些含有较多的饱和脂肪酸和胆固醇，过多摄入对健康不利，

可增加肥胖和心血管疾病等的发病风险。

水产品包括鱼、虾等，富含优质蛋白质、脂类、维生素和矿物质，碳水化合物含量较低。鱼类脂肪多由不饱和脂肪酸组成，含有一定数量的维生素A、维生素D、维生素E、维生素B_1、维生素B_2和烟酸；肝脏中维生素A和维生素D含量丰富，矿物质以硒、锌和碘的含量较高，其次为钙、钠、钾、氯、镁等。海水鱼含有较多的碘，牡蛎和扇贝含有较多的锌，河蚌和田螺含有较多的铁。

畜肉包括猪、牛等的肉和内脏。牛羊肉中蛋白质含量较高，猪肉中蛋白质含量较低。猪肉中脂肪含量最高，羊肉中次之，牛肉中最低。畜肉中的脂肪酸多以饱和脂肪酸为主，内脏中胆固醇含量高于肌肉，其中脑中胆固醇含量最高。畜肉中的维生素含量主要以B族维生素和维生素A为主，内脏中维生素含量比肌肉中多。瘦肉中的矿物质含量高于肥肉，内脏中的矿物质含量高于瘦肉，猪肾中含有丰富的硒，是肌肉中含量的10倍。

禽类主要有鸡、鸭等。鸡肉中蛋白质含量最高，鹅肉中次之，鸭肉中相对较低。禽类所含的维生素主要以维生素A和B族维生素为主，其内脏中的维生素含量比肌肉中高，肝脏中含量最高；内脏中的矿物质含量较高，在肝脏和血液中铁含量十分丰富，且消化吸收率很高；禽类所含脂肪酸以单不饱和脂肪酸为主，内脏中饱和脂肪酸和胆固醇含量较高，肝脏中胆固醇含量约是肌肉中的3倍；等等。

蛋类包括鸡蛋、鸭蛋等，营养成分大致相同，是优质蛋白质的来源。蛋类中碳水化合物含量较低；维生素含量丰富且较为齐全，包括所有B族维生素、维生素A、维生素D、维生素E、维生素K、微量的维生素C；矿物质以磷、钙、铁、锌、硒含量较高。蛋类所含蛋白质的营养价值很高，优于其他动物性蛋白质。蛋类所含的脂肪、维生素和矿物质主要集中在蛋黄中，蛋黄中的脂肪以单不饱和脂肪酸为主，磷脂含量也较高。

（四）奶大豆坚果类

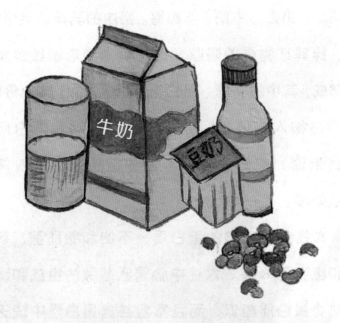

奶、大豆是蛋白质和钙的良好来源，也是营养素密度高的食物；坚果中的蛋白质含量与大豆相似，富含必需脂肪酸和蛋白质。中小学生增加奶类摄入量有利于生长发育，促进骨骼健康；多吃大豆及其制品可以降低乳腺癌和骨质疏松症的发病风险；适量食用坚果有助于预防心血管疾病。

奶类是一种营养成分丰富、组成比例适宜、易被人体消化吸收、营养价值高的食品，可为人体提供优质蛋白质、钙、维生素 B_2 等，常见的有液态奶、酸奶等。奶源有牛奶、羊奶等。奶中的乳糖能促进钙、铁、锌等矿物质的吸收。酸奶是由液态奶经过发酵而制成，其中的乳糖、蛋白质和脂肪都有部分分解，更容易被人体消化吸收，是膳食中钙和蛋白质的良好来源。酸奶还含有丰富的益生菌，对人体健康益处多。

大豆含有丰富的蛋白质、不饱和脂肪酸、钙、钾和维生素 E 等。大豆中必需氨基酸的组成和比例与动物蛋白质相似，而且富含谷类蛋白质中缺乏的赖氨酸，是与谷类蛋白质互补的天然理想食品。大豆中不饱和脂肪酸和亚油酸含量较高，且消化率较高，还含有较多的磷脂。大豆含有丰富的钾，还含有多种有益于健康的成分，如大豆异黄酮、植物固醇、大豆皂苷等。大豆包括黄豆、黑豆等，其最常见的制品有豆浆、豆腐等。

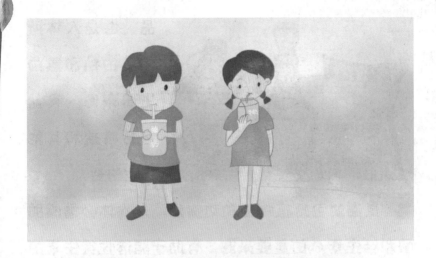

坚果包括花生、松子等。坚果富含脂肪和蛋白质，是一类含能量较高的食物。坚果还富含矿物质、维生素E和B族维生素等。大部分坚果中的脂肪酸以单不饱和脂肪酸含量较高，葵花子、西瓜子和南瓜子中的亚油酸含量较高，核桃和松子中多不饱和脂肪酸含量较高，核桃是 α-亚麻酸的良好来源，花生中烟酸含量较高，杏仁中维生素 B_2 含量较高。

（五）烹饪用油盐

食盐是食物烹饪和食品加工过程中的主要调味

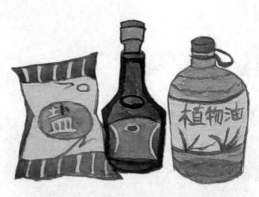

品，也是人体所需要的钠和氯的主要来源。食盐包括碘盐和其他类型的盐。

烹调油包括植物油和动物油，是人体必需脂肪酸和维生素E的重要来源，有助于脂溶性维生素的吸收与利用。植物油包括花生油、菜籽油、亚麻籽油等；动物油包括猪油、鱼油等。畜禽等动物油中饱和脂肪酸和单不饱和脂肪酸含量较多；水产品等动物油脂富含不饱和脂肪酸；植物油主要富含不饱和脂肪酸。

食盐、烹调油摄入过多，会增加患高血压、肥胖和心血管疾病等慢性病的风险。

（六）水

水是膳食的重要组成部分，是一切生命必需的物质，在生命中发挥着重要功能，是营养输送，促进食物消化吸收、代谢的重要载体。白开水是最好的水分补充品。

二、中小学生营养膳食原则

中小学生在一般人群膳食 8 项原则基础上还需遵循另外 5 项原则。

（一）一般人群膳食 8 项原则

1. 食物多样，合理搭配

平衡膳食模式是最大限度地保障人类营养需求和健康的基础，食物多样是平衡膳食模式的基本原则。多样的食物应包括谷薯类、蔬菜类、水果类、

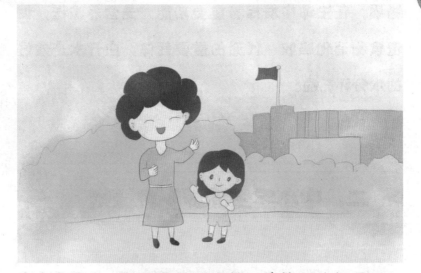

畜禽鱼蛋类、奶大豆坚果类等。建议平均每天摄入

12 种以上食物，每周 25 种以上。以谷薯类为主是平

衡膳食模式的重要特征，建议平均每天摄入谷薯类

食物 200 ～ 300 克，其中全谷类和杂豆类 50 ～ 150

克，薯类 50 ～ 150 克。每天的膳食应合理组合和搭

配，平衡膳食模式中碳水化合物提供的能量占总能

量的 50% ～ 65%，蛋白质提供的占 10% ～ 15%，脂

肪提供的占 20% ～ 30%。

2. 吃动平衡，健康体重

体重是评价人体营养和健康状况的重要指标，

运动和膳食平衡是保持健康体重的关键。各个年龄段人群都应该坚持每天运动，维持能量平衡，保持健康体重。体重过低和过高均易增加疾病的发生风险。推荐每周应至少进行 5 天中等强度身体活动，累计 150 分钟以上；坚持日常身体活动，最好每天走 6000 步以上；主动减少久坐时间，每隔 1 小时起来动一动，动则有益。

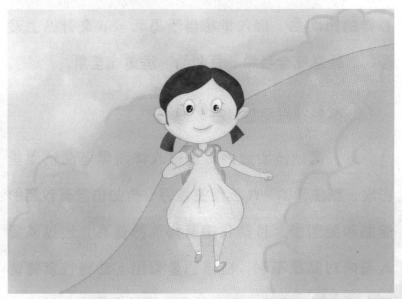

3. 多吃蔬菜、奶类、全谷物、大豆

蔬菜、水果、奶类和大豆及其制品是平衡膳食

的重要组成部分。坚果是膳食的有益补充。蔬菜和水果是维生素、矿物质、膳食纤维和植物化学物的重要来源。奶类和大豆富含钙、优质蛋白质和B族维生素，对降低慢性病的发病风险具有重要作用。推荐餐餐有蔬菜，每天摄入不少于 300 克蔬菜，其中深色蔬菜应占 1/2。推荐天天吃水果，每天摄入 200 ~ 350 克新鲜水果，果汁不能代替鲜果。吃各种各样的奶制品，摄入量相当于每天 300 毫升以上液态奶。经常吃全谷物、豆制品，适量吃坚果。

4. 适量吃鱼、禽、蛋、瘦肉

鱼、禽、蛋和瘦肉可提供人体所需要的优质蛋白质、维生素A、B族维生素等，有些也含有较高的脂肪和胆固醇。目前我国畜肉消费量高，但过多摄入畜肉对健康不利，应该适量食用。动物性食物优先选择鱼类和禽类，鱼类和禽类脂肪含量相对较低，鱼类含有较多的不饱和脂肪酸。蛋类各种营养成分齐全。瘦肉脂肪含量较低。过多食用烟熏和腌制肉类会增加部分肿瘤的发生风险，应当少吃。推荐成年人平均每天摄入动物性食物总量 120 ~ 200 克，相当于每周摄入鱼类 2 次或 300 ~ 500 克、畜禽肉 300 ~ 500 克、蛋类 300 ~ 350 克。

5. 少盐少油，控糖限酒

我国多数居民食盐、烹调油和脂肪摄入过多，这是我国目前肥胖、心脑血管疾病等慢性病发病率居高不下的重要因素，因此应该培养清淡饮食习惯。推荐成年人每天摄入食盐不超过 5 克、摄入烹调油 25 ~ 30 克，避免过多动物性油脂和饱和脂肪酸的摄

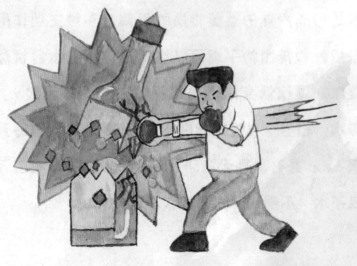

青少年禁酒

入。过多摄入含添加糖的食物和饮料会增加龋齿的发生风险，建议不喝或少喝含糖饮料，推荐每天摄入糖不超过 50 克，最好控制在 25 克以下。儿童青少年、孕妇、哺乳期女性不应饮酒；成年人如饮酒，一天饮酒的酒精量不应超过 15 克。

6. 规律进餐，足量饮水

规律进餐是实现合理膳食的前提，应合理安排一日三餐，定时定量，饮食有度，不暴饮暴食。早餐提供的能量应占全天总能量的 25% ～ 30%，午餐提供的占 30% ～ 40%，晚餐提供的占 30% ～ 35%。水是构成人体的重要物质并发挥着多种生理作用。水摄入和排出的平衡可以维护机体适宜水合状态和健康。建议低身体活动水平的成年人每天饮 7 ～ 8 杯水，相当于男性每天喝水 1700 毫升，女性每天喝水 1500 毫升。每天主动、足量饮水，推荐喝白开水或茶水，不喝或少喝含糖饮料。

7. 会烹会选，会看标签

食物是人类获取营养、赖以生存和发展的物质基础。在生命的每一个阶段都应该规划好膳食，了解各类食物的营养特点，挑选新鲜的、营养素密度高的食物，学会通过比较食品营养标签选择购买较健康的食品。烹饪是合理膳食的重要组成部分，可学习烹饪技巧和掌握新工具用法，做好一日三餐，实现平衡膳食，享受营养与美味。如在外就餐或选择外卖食品，应按需购买，并注意适宜分量和荤素搭配，并主动提出健康诉求。

8. 公筷分餐，杜绝浪费

在日常饮食卫生方面，应首先注意选择当地的、新鲜卫生的食物，不食用野生动物。食物制备生熟分开，储存得当。多人同桌时应使用公筷、公勺，采用分餐或份餐等。勤俭节约是中华民族的传统美德，人人都应尊重和珍惜食物，在家、在外按需备餐，不铺张浪费。从每个家庭做起，传承健康生活方式，树饮食文明新风。社会餐饮应多措并举，倡导文明用餐方式，促进公共健康和食物系统可持续发展。

（二）中小学生营养膳食原则

在一般人群膳食原则的基础上，对中小学生补充以下核心推荐原则。

1. 主动参与食物选择和制作，提高营养素养

中小学生处于获取知识、建立信念和形成行为习惯的关键时期，家庭、学校和社会等对其起着至关重要的作用。营养素养与膳食营养摄入及健康状况密切相关。中小学生应主动学习营养健康知识，建立为自己的健康和行为负责的理念，主动参与食

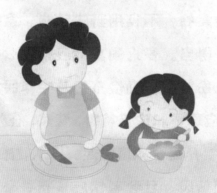

物的选择和制作，并逐步掌握相关技能。家庭、学校和社会应构建健康食物环境，帮助中小学生提高营养素养，养成健康饮食习惯，作出正确营养决策，维护和促进自身营养与健康。

2. 吃好早餐，合理选择零食，培养健康饮食习惯

一日三餐、定时定量、饮食规律是保证中小学生健康成长的基本要求。应每天吃早餐，并吃好早餐。早餐应包括谷薯类、蔬菜、水果、动物性食物、奶制品、豆制品、坚果等食物中的三类及以上。适量选择营养丰富的食物作零食。在外就餐时要注重合理搭配，少吃高盐、高糖和高脂肪的食物。做到清淡饮食、

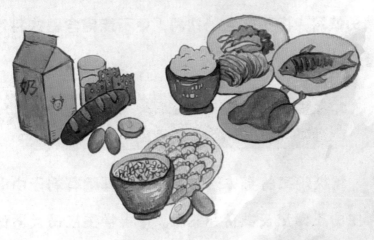

不挑食偏食、不暴饮暴食，养成健康饮食习惯。

3. 天天喝奶，足量饮水，不喝含糖饮料，禁止饮酒

奶制品营养丰富，是钙和优质蛋白质的良好食物来源。足量饮水是机体健康的基本保障，有助于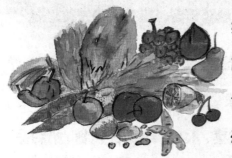维持身体活动和认知能力。中小学生应每天至少摄入300克液态奶或相当量的奶制品；要足量饮水，少量多饮，首选白开水。饮酒有害健康，常喝含糖饮料会增加龋齿、肥胖的发生风险。中小学生正处于生长发育阶段，应禁止喝酒及含酒精的饮料；应不喝含糖饮料，更不能用含糖饮料代替白开水。

4. 多进行户外活动，少看屏幕，每天进行60分钟以上中高强度身体活动

积极规律的身体活动、充足的睡眠有利于中小学生的正常生长发育和健康。中小学生应每天累计

进行至少 60 分钟的中高强度身体活动，以全身有氧活动为主，其中每周进行至少 3 天的高强度身体活动。身体活动要多样，其中包括每周 3 天增强肌肉力量的运动，至少掌握一项运动技能。多在户外活动，每天看屏幕的时间应限制在 2 小时以内，保证充足睡眠。家庭、学校和社会应为中小学生创建积极的身体活动环境。

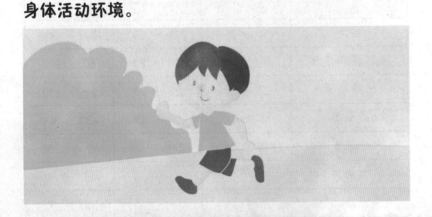

5. 定期检测体格发育，保持体重适宜增长

营养不足和超重、肥胖都会影响儿童生长发育和健康。中小学生应树立科学的健康观，正确认识自己的体型，定期测量身高和体重，通过合理膳食（表 3-1）和充足的身体活动保证适宜的体重增长，

预防营养不良和超重、肥胖。对于已经超重、肥胖的儿童，应在保证体重适宜增长的基础上控制总能量的摄入，逐步增加身体活动时间、频率和强度。家庭、学校和社会应共同参与儿童肥胖防控。

表 3-1 中小学生各类食物建议摄入量

食物类别	摄入量 /（克·天 $^{-1}$）		
	6 ~ 10 岁	11 ~ 13 岁	14 ~ 17 岁
谷类	150 ~ 200	225 ~ 250	250 ~ 300
全谷物和杂豆	30 ~ 70	30 ~ 70	50 ~ 100
薯类	25 ~ 50	25 ~ 50	50 ~ 100
蔬菜类	300	400 ~ 450	450 ~ 500
水果类	150 ~ 200	200 ~ 300	300 ~ 350
畜禽肉	40	50	50 ~ 75
水产品	40	50	50 ~ 75
蛋类	25 ~ 40	40 ~ 50	50
奶及奶制品	300	300	300
大豆	105	105	105 ~ 175
坚果	50	50 ~ 70	50 ~ 70
盐	< 4	< 5	< 5
油	20 ~ 25	25 ~ 30	25 ~ 30
水	800 ~ 1000	1100 ~ 1300	1200 ~ 1400

第四章

以"食""育"人

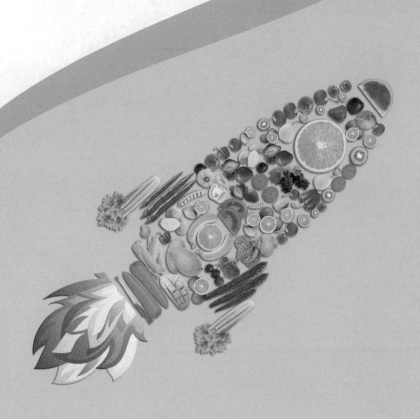

"食育"，听起来是个很新鲜的词，实际上却是最贴近生活的教育。家长与教师用每天都有的三餐来与孩子共同学习，通过食物感受文化、自然乃至生命，最终达到身心健康、人格健全的目标，这就是最好且最易行的教育。

1896 年，日本著名养生学家石冢左玄所著的《食物养生法》中最早提出了"食育"一词，指出"体育、智育、才育即是食育"。其实，食育这件事中国自古有之。中国是文明古国、礼仪之邦，食育思想在中国历史上很早就已经存在。

先秦《礼记》中记载的"子能食食，教以右手"就是对我国传统家庭食育模式的记载。"谁知盘中餐，粒粒皆辛苦"这句诗人人耳熟能详。从"一粥一饭，当思来处不易"的古训，到"食不厌精，脍不厌细"的主张，中华饮食文化源远流长。

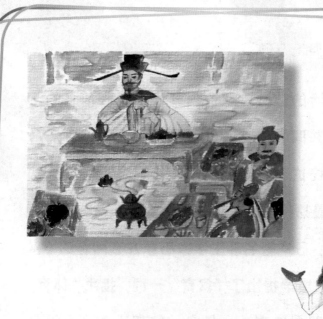

进入现代社会之后，传统饮食文化逐渐淡出人们的视线，但更为科学的、更符合当下的新的饮食文化体系尚未完善。因此，通过食育传承并丰富饮食文化迫在眉睫。

一、浅谈食育

1. 食育的含义

（1）饮食教育：指通过各种各样的活动来促进人们学习与"食"相关的知识，养成有关"食"的正确判断能力，使其能够实现健全的饮食生活，从而达到健康生活的目的。

（2）通过饮食开展教育：即通过饮食相关过程进行德、智、体、美、劳等各方面的教育，从而培养健全的人格和丰富的人性。

2. 食育的内容

（1）普及饮食的基本营养知识和安全知识，培养健康的饮食行为。

（2）传承传统的饮食文化。

（3）培养与自然环境协调的意识，感恩大自然给我们提供食物。

（4）培养日常生活的基本技能，如选购食材、做饭、清扫等。

（5）培养健全的人格和爱心。

（6）培养解决问题的能力，以及时间统筹和理财规划的观念。

（7）培养艺术想象力和创造力。

二、呼吁倡导"食育"，以解决刻不容缓的多种问题

首先给出一些触目惊心的事实：我国儿童青少年的超重率和肥胖率在逐年攀升，儿童的健康问题频发。2017年5月发布的《中国儿童肥胖报告》指出，1985—2014年，我国7岁以上学龄儿童超重率由2.1%增至12.2%，肥胖率由0.5%增至7.3%。如果不采取有效的干预措施，至2030年，我国0～7岁超重、肥胖儿童数将增至664万人，7岁及以上超重、肥胖学龄儿童数将增至4948万人。这说明儿童青少年中不良饮食习惯与生活方式的问题已经相当严重。

（一）儿童营养不良的原因

不吃早餐、用零食代替正餐……伴随城市化进程，农村人口急剧减少，乡村空心化严重，父母外出务工增多，留守儿童多由留守老人照顾，加上家庭劳动力紧张，很多家庭对孩子的健康和营养难以顾及。但是，要知道幼年形成的饮食习惯，将影响人的一生。

（二）国内营养信息混乱问题

随着科技的不断进步、物质的日益丰富，人类在选择食物时面临新的挑战。"养生专家说绿豆能够包治百病，是真的吗？""转基因食品越来越多，对健康有危害吗？""有些人爱转发的养生帖，都是靠谱的吗？"很多问题都是近些年才出现的，相信未来还会有更多类似问题，所以我们也在不断面临新的挑战，这也意味着我们选择食物的能力是需要终身学习的。

（三）饮食礼仪淡化问题

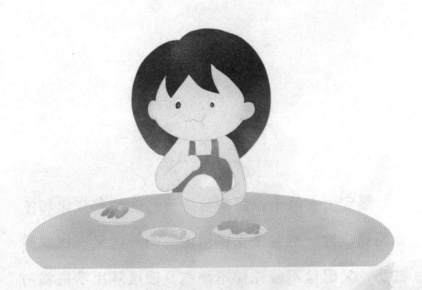

我国自古有"食不言"的说法。"食不言"至今仍被一些注重礼仪的家庭奉为餐桌上必须遵守的行为规范。饭前洗手、保有对食物的热爱、珍惜每一粒粮食等，所有这些行为表现和习惯养成不是单靠自学就能得来的，更多要靠父母的教育和家庭的影响。

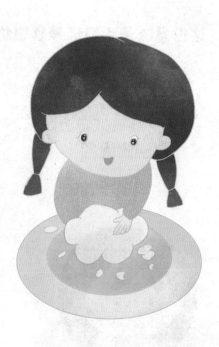

　　事实上，每个家庭都会有自己的饮食文化和生活习惯，这一点会毫无保留地影响一代又一代家庭成员。父母这不爱吃那不爱吃，很难养出不挑食的孩子；父母一边满口嚼食一边叽咕说话，孩子自然难以习得"食不言"的传统；等等。所以，看似是简单的一起吃饭，其实更是一场有形的教育，既是良好生活习惯的养成与不良习惯的修正，也是家庭文化的学习与传承。

（四）珍惜食物，树节俭新风

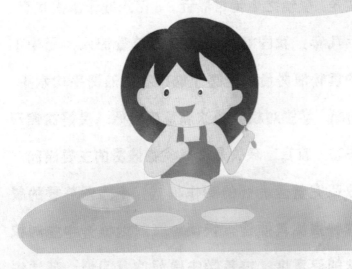

我全都吃光啦

食育中既包含了"锄禾日当午，汗滴禾下土。谁知盘中餐，粒粒皆辛苦"等爱惜粮食的著名诗句所表达的意义，也包含了孔孟食道——"惜食为贵、饱食为度、节用为尚、飨宾为礼、饕餮为耻"中的一些道理、礼仪，教导人们应该爱惜粮食、勤俭节约。

2020 年 8 月 11 日习近平总书记指出，餐饮浪费现象，触目惊心、令人痛心！"谁知盘中餐，粒粒皆辛苦。"

这些年"舌尖上的浪费"现象仍有发生，每天都有数以万吨计的食物被人从餐桌上丢弃。但残酷的现实是，疫情之下全世界近 6.9 亿人处于饥饿状态。

近几年，我国城市餐饮浪费总量惊人，而中小学生的食物浪费量明显高于城市餐饮浪费平均水平。专家分析，学生对校园餐饮满意度较低、良好饮食习惯缺失和"食育"缺失是造成食物浪费的主要原因。通过改革完善营养餐的制作模式，丰富营养餐的餐饮口味并提高其质量，快速、有效地提升学生对校园餐饮的满意度，培养学生良好饮食习惯，在学生中开展"食育"是解决餐饮浪费现象的根本措施！

总之，培养选择食物的能力、共同用餐中传承和培养良好生活习惯、培养珍惜粮食和节俭的习惯，这三部分很好地概括了"食育"的内容。

"食育"带来的好的变化在其他国家已得到证

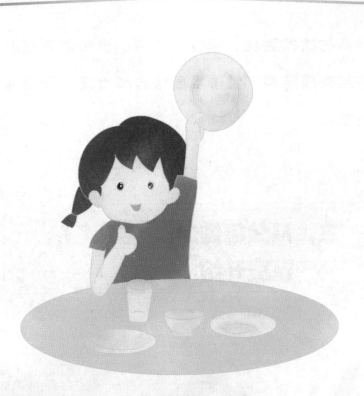

实。如日本，其"食育"概念的真正形成是在 21
世纪。2005 年，日本颁布《食育基本法》，"食
育"上升至国家义务。随后，日本分步制定了三期
"食育推进计划"，将"食育"置于终身教育的一环，
规定家庭、学校、保育院均有义务全力推进"食育"
发展，加强国民对"食育"的关注度，加深国民
对大自然及食物生产者的感恩之情。十多年来，

日本的饮食结构、粮食自给率、居民健康状况，甚至家庭结构、经济发展结构都出现了天翻地覆的变化。

三、从父母做起："食育"从家庭开始

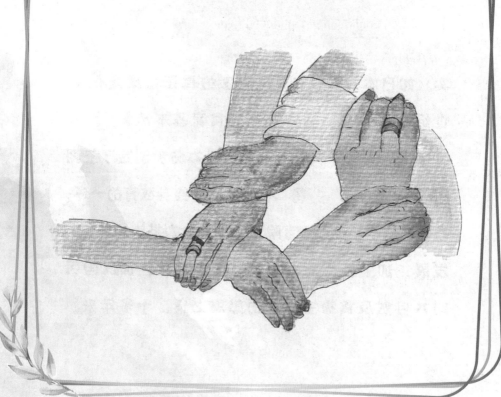

"食育"，是最贴近生活的教育，餐桌就是最好的课桌，食物也可以是最好的教材。"食育"既能帮助孩子养成好习惯，又能提升国民整体素养。那么对于每个人来说，应当如何参与到"食育"中呢？答案是：从我家开始，父母和孩子一起，敬畏平凡的食物。

"食育"并不仅仅是帮助孩子好好吃饭，而是培养孩子好好生活与拥有爱的能力，感恩生命的美好，感谢自然界无私的奉献。

家庭应成为"食育"的主要场所，孩子们的健康问题从表面上看是不良的饮食习惯和生活方式导致的，但背后折射出的其实是教育的缺失。学校已经行动起来，持续开展与之相关的教育，父母也应该尽快承担起"食育"中的责任。

遗憾的是，很多父母还没有这方面的意识。由于工作太忙，很多父母经常不吃早餐，无法起到良好的示范作用。如果家里没有合适的环境，孩子的好习惯也很难建立起来。

家长的言行直接影响着孩子的言行，所以要求孩子做到的，家长一定自己要先做到，要明白言传身教的力量是巨大的。家长自己要实行健康的饮食行为和生活方式，以身作则，培养孩子早睡、早起、吃早餐、不挑食、不偏食等健康习惯。

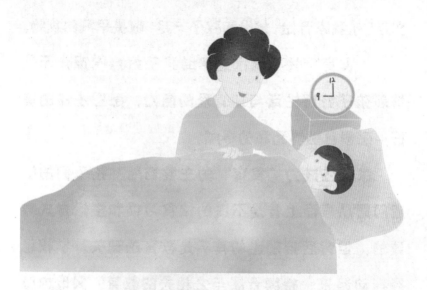

四、学校应落实好"食育"课堂

文化是教育的基本内核，也是校园工作的核心，更是育人成才的根基。校园的发展离不开它的特定文化，孩子的健康成长离不开校园文化的积淀。"食育"这棵植根于文化土壤的生命之树，在一代代育人者的努力下一定会更加枝繁叶茂，硕果累累。

学校集中用餐与餐馆等其他公众场所用餐的最大区别在于，作为学校内的集体活动，学校集中用餐除"就餐"之外还兼具教育教化功能。学生可以在就餐过程中学习食材生长、餐食制作及运送、健康合理膳食等方面的知识，为健康人生打下基础。如：通过备餐及分餐过程中的小组分工，培养孩子的合作能力；通过收拾餐具、餐后打扫过程，培养孩子的责任心；等等。最重要的是，体验与同学一起吃饭的乐趣。因此，学校集中用餐应纳入旨在促进学生健康发展、有目的、有计划的"食育"范畴，而不是只限于顾及安全与健康的"就餐"行为。在班级里，将饮食教育与节日教育、爱国主义教育、亲情教育等一起进行，会让孩子们受益匪浅。

"食育"应该像学校开展的德育、体育、美育课程一样，成为一门受重视的、独立的学科。

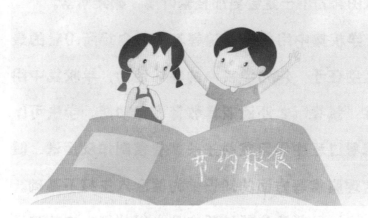

你 知 道 吗 ？

　　"没有全民健康，就没有全面小康"。儿童青少年正处于生长发育的关键时期，在此期间获得合理的膳食营养、养成健康的饮食习惯，对保证他们的身体和智力发育至关重要，也将为其一生的健康奠定基础。推进"食育"，推动全社会营造健全的饮食环境，才是真正能保证健康饮食的举措！

　　《贵州省国民营养计划（2018—2030）实施方案》提出，要开展针对学生的"运动+营养"

的体重管理和干预工作。弘扬传统文化，重视餐桌礼仪。只有我们每个人都积极地参与"食育"，随时随地进行"食育"，将"食物"教育延伸到艺术想象力和人格培养上，才能为孩子们营造"食育"氛围，提升其综合素质，共同撑起一个有着良好"食育"氛围的社会环境。

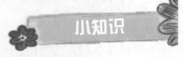

小知识

第五章

新型冠状病毒肺炎疫情防控时期中小学就餐、配餐管理指导

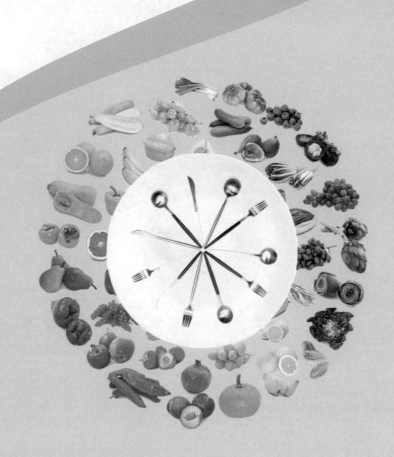

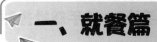

一、就餐篇

（一）食堂就餐注意事项

1. 就餐前

（1）错峰就餐，尽量避开就餐高峰期，避免老师和同学扎堆就餐。

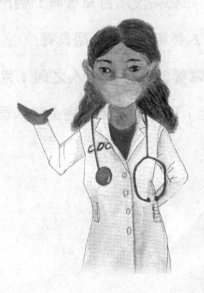

（2）进入食堂前须佩戴口罩，如有需要请积极配合工作人员自觉接受体温检测。

（3）就餐前按照"六步洗手法"（手部揉搓时间不少于15秒）严格洗手，洗手后避免再触碰易受污染的物品（如门把手、扶手、电梯按键、餐桌台面、手机等）。

（4）无洗手条件的，自备含75%酒精溶液的抗菌湿巾或免洗手消毒液进行手部消毒。避免用未清洁消毒的手触摸眼睛、鼻子、嘴巴等部位。

（5）使用食堂提供的一次性餐具或消毒餐具，不提倡自备餐具。如必须使用自备餐具，则严禁自备餐具直接接触售餐人员和售餐台、用具等。

（6）排队就餐时保持人与人之间1米以上的安全距离，（快速）取餐即走，避免造成人员拥堵。

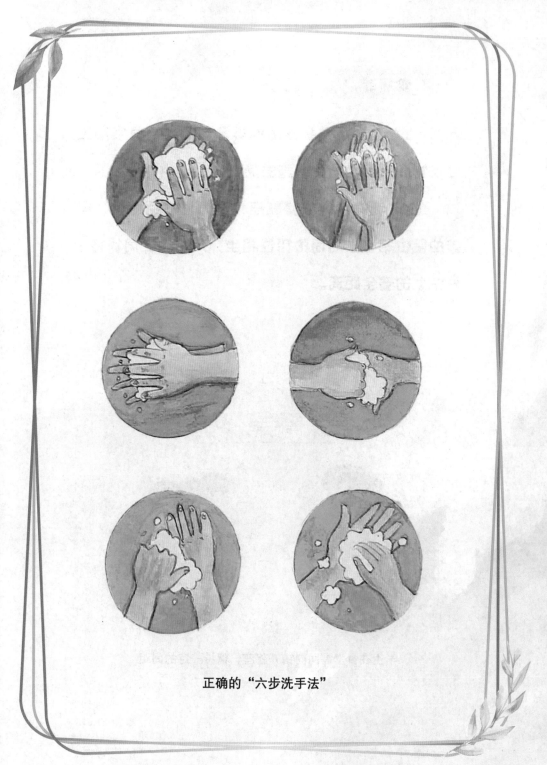

正确的"六步洗手法"

2. 就餐时

（1）选择烧熟煮透的肉类和蛋类，避免食用生冷食物和无污染防护措施的汤、粥、调料等。

（2）选择合适位置就座，避免面对面用餐，同排的隔位相坐，对面的错位相坐，人与人之间保持1米以上的安全距离。

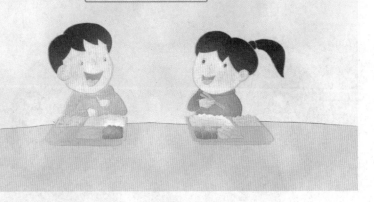

保持距离

学生在食堂需同向错开就座，保持一定的间距

（3）口罩在落座用餐的最后时刻摘下。可重复使用的口罩摘下后，将接触口鼻的一面朝里折好，再放入清洁的自封袋中。

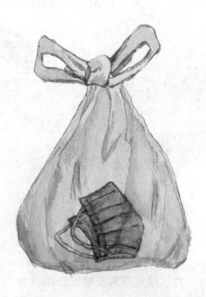

（4）专心用餐，用餐时不与同伴交流，不传递食物，不共用餐具，不玩手机等电子产品，不携带、阅读纸质书籍，尽量缩短用餐时间。

（5）打喷嚏或咳嗽时，使用纸巾或手肘部遮挡口鼻。口鼻分泌物用纸巾包裹后丢弃至封闭式垃圾桶内。

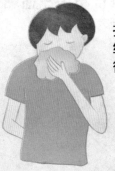

打喷嚏或咳嗽时,用纸巾遮挡口鼻,然后彻底清洁双手

没有纸巾时,使用手肘部遮挡

打喷嚏或咳嗽正确遮挡的姿势

3. 就餐后

（1）就餐完毕使用消毒纸巾清洁口部、手部，并立即戴上口罩。

（2）将使用后的公用餐具、餐盘放到指定回收点，就餐时使用过的纸巾丢弃至封闭式垃圾桶内。

（3）自备餐具须在洗手池彻底清洗干净，自然滤干或使用含75%酒精溶液的消毒湿巾擦干后盖上盖子。

（4）就餐后尽快离开餐厅，不要逗留。

（二）教室或临时就餐点就餐注意事项

对于没有食堂，或者食堂就餐条件不足的学校，建议采取如下措施为学生供餐：

（1）安排学生在教室就餐的，就餐学生人数不超过班级学生总数的50%。就餐时，安排学生同向错开就座，互相之间保持一定的间距。

（2）将学校有条件的公共教室和场所（如生物室、化学室、物理室、电脑室、阅览室、心理辅导室、美术室、音乐室等）改造为临时就餐点。安排班级中另外的学生依次有序进入临时就餐点就餐。

（3）学校在不同教学区域和公共场所设定临时

取餐点，食堂或供餐机构的送餐人员全程采用无接触配送方式。年级和班级安排执勤师生有序取餐。

（4）用餐期间开启门窗，关闭空调，确保教室和临时就餐点通风良好以净化空气。

（5）用餐后安排师生及时清理个人桌面垃圾，将食物残渣和餐盒分类包装，扎紧袋口后丢入封闭式垃圾桶或指定地点。

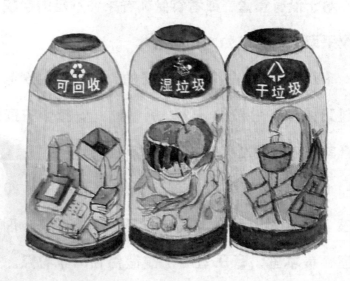

（6）保洁人员每天对教室和临时就餐点进行清扫和卫生消毒，及时恢复教室和公共场所的原有功能。

注：强烈建议目前还没有学生食堂的中小学校积极创造条件新建或改扩建学生食堂。学校规划建造的学生食堂应至少能够容纳50%的学生同时就餐，满足全校学生可在先后两个时间段完成用餐。

（三）在外就餐注意事项

疫情期间强烈建议全体师生尽量避免外出就餐，若有特殊情况，请遵循以下几点建议：

（1）选择店面整洁宽敞、通风良好、食材来源明确、工作人员防护措施严格、证照齐全的餐馆就餐。

（2）选择烧熟煮透的肉类和蛋类，不选食诸如沙拉、寿司、刺身、凉面、鲜榨果蔬汁等生冷食物，不选食无"三防"（防飞沫、防蚊蝇、防尘）措施的饭、菜、面、汤和免费调味品。

（3）建议使用一次性餐具或消毒合格的餐具，如使用自备餐具，不应接触餐厅工作人员和公用工具。强烈建议分餐制和使用公筷公勺。不重复使用一次性餐具。

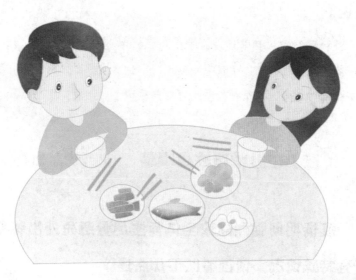

疫情防控　使用公筷

（4）付款时采用刷脸支付、手机支付等网络支付形式，减少现金支付。

（5）不买马路边小摊小贩出售的各种现炒小吃、鲜榨果汁、简装零食等不卫生食品。

（6）外出就餐时发现异常情况或就餐后发生身体异常情况，应立刻上报并积极配合疫情调查工作。

（四）校园健康就餐行为核心倡议十条

出入食堂戴口罩，餐前餐后勤洗手。

错峰分时去用餐，建议打包不堂食。

排队入座宜间隔，进餐期间勿说话。

选食熟透不吃生，使用餐具勤洗消。

倡导分餐不共餐，减少外卖少外出。

二、配餐篇

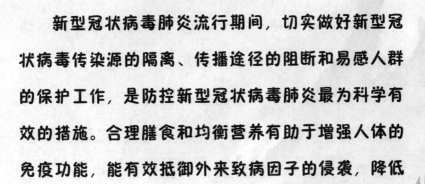

新型冠状病毒肺炎流行期间，切实做好新型冠状病毒传染源的隔离、传播途径的阻断和易感人群的保护工作，是防控新型冠状病毒肺炎最为科学有效的措施。合理膳食和均衡营养有助于增强人体的免疫功能，能有效抵御外来致病因子的侵袭，降低

师生感染新型冠状病毒的风险。因此，我们积极倡议中小学校和集体供餐单位配备专业营养师，或与专业机构合作，为广大中小学生提供营养充足、均衡，有利于抗病毒和提高免疫力的营养套餐。

（一）营养配餐基本原则

营养配餐工作应以《中国居民膳食指南（2022）》《中国学龄儿童膳食指南（2022）》为指导，以《中国居民膳食营养素参考摄入量（2013版）》的标准要求为依据，参考中国营养学会发布的防治新型冠状病毒肺炎营养建议，确定特殊时期中小学生的营养供餐基本原则与要求。

首先，根据中小学生不同年龄阶段和身体活动水平，兼顾非常时期的营养需求，确定能量和营养素的供给量标准，科学搭配每日餐食，合理分配每餐次的营养供给。每天尽可能从谷薯类、蔬菜水果类、奶蛋类、禽畜肉和鱼虾类、大豆坚果类中选择适宜食材，食物种类要尽可能多样化，以满足中小学生基本的营养需求和平衡膳食的要求。保证鱼、禽、畜、蛋以及豆制品等动植物优质蛋白质的供给量；增加全谷物和深色蔬菜水果的搭配量，确保维生素C、β-胡萝卜素、铁、锌、硒、膳食纤维等重要营养素的供给。

其次，配餐选用的各种食材必须卫生、新鲜、优质，溯源清楚并索证齐全，不宜选用各种加工处理的成品、半成品食物。在加工烹制营养餐时，不采用或少采用油炸、烧烤、烟熏、腌制等烹饪烹调方法，不使用方便类、罐头类、蜜饯类食材作为辅料或调味料。烧烤、烟熏、腌制等烹饪方式不仅容易导致食材营养素流失，还会产生有毒有害物质或含有可导致炎症的成分。

最后，在进行营养配餐时，建议选用学生营养配餐专用软件进行食谱设计与编制，使营养食谱的能量与营养素供给量更为科学精准。

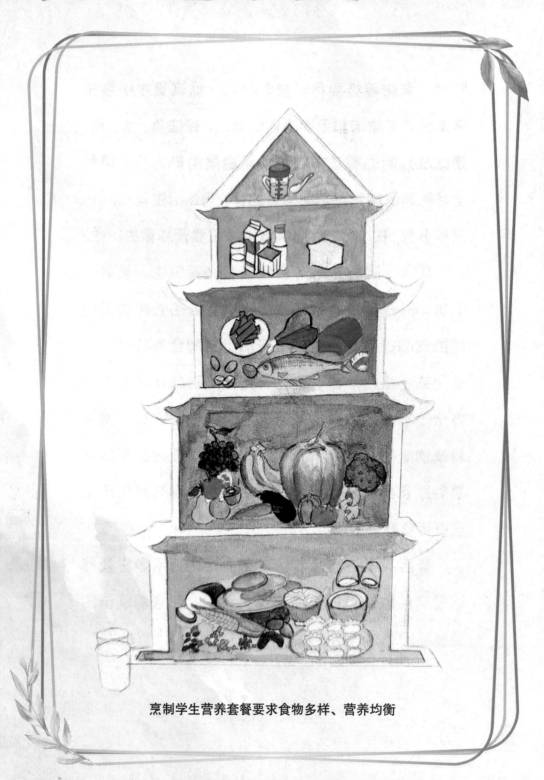

烹制学生营养套餐要求食物多样、营养均衡

（1）食物多样，种类齐全。每天食谱应包括谷薯类、蔬菜水果类、鱼畜禽蛋类、大豆及豆制品类等食物，每人每天摄入不少于12种食材。注重食物适量多样和种类齐全，可使不同食物营养含量和特征起到优势互补的作用，以达到更好的营养助力，与病毒抗衡。

（2）三餐比例合理，营养均衡。每日三餐提供的能量和营养素比例：早餐提供的能量和营养素占全天能量和营养素标准的30%左右，午餐和晚餐提供的能量和营养素各占35%左右。适宜范围是早餐占25%～30%，午餐占30%～40%，晚餐占30%～35%。若学校仅提供午餐，则提供的午餐中能量和营养素供给量需占全天能量和营养素标准的37%左右。

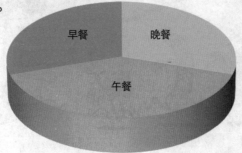

（3）合理搭配，营养优势互补。供餐搭配上，要做到：食物多样，常变花样；谷类为主，多素少荤；食不过量，均衡营养。根据不同食材的不同性状、色泽等特征，做到科学合理又切合实际的荤素搭配、粗细搭配、多样搭配，既可提升菜肴色、香、味、形，又可起到不同食材营养素互补的作用。

（4）倡导自然提鲜，注重清淡美味。在烹饪各类菜肴时，应选用一些天然鲜香的食材作为主要调味品。如以葱、姜、蒜以及辣椒、洋葱、香菜、香菇等食材为佐料，既能起到去腥、解腻、增香、提鲜的作用，又能提升天然食材的特有风味，还会起到补缺相应营养素的作用。

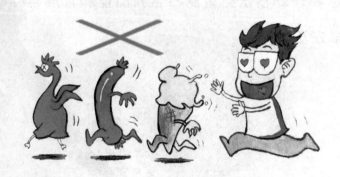

（5）控油限盐，实施"三减三健"。饮食要清淡，每人每天烹调油用量25～30克。控制食盐摄入，包括酱油和其他含盐食物，提供的钠盐每人每天不超过5克。尽量减少使用游离糖，每天使用量不超过25克。学会和掌握低盐少油又增美味的烹调方法和技巧，通过用酸提鲜、用鲜调味、用香增鲜等烹调方法，做出营养美味又健康的菜肴。

（6）选择健康的烹调方式。宜采用炒、炖、蒸、焖、烩等烹调方法，不宜选用煎、炸、腌等烹制方法，以避免食材在烹制过程中产生苯并[a]芘、杂环胺类、亚硝酸盐等有毒有害物质。食品要烧熟煮透，不提供冷食类、生食类、色拉等高风险食物。

（二）营养餐推荐菜肴与营养套餐举例

1. 学生营养餐100道推荐菜肴

下面推荐适合用于中小学生营养餐的100道菜肴。

·100 道推荐菜肴·

主食·炒饭

洋葱蛋炒饭　　

食材组合

大米　　洋葱　　鸡蛋　　青豆　　玉米

香蒜虾炒饭　　炒

食材组合

大米　　虾　　香蒜（根茎）　　胡萝卜等

主食·杂粮饭

玉米饭　　

食材组合

大米　　玉米糁　　白芝麻(<1克)

二米饭　　蒸

食材组合

大米　　小米　　黑芝麻(<1克)

黑米饭

食材组合

大米 黑米 莲子

红薯米饭

食材组合

大米 红薯 黑芝麻(<1克)

大荤（以肉类为主）·猪肉类

山药炖排骨

食材组合

排骨 鲜玉米 山药

排骨焖萝卜

食材组合

排骨 白萝卜

千张炖龙骨

食材组合

厚千张 平菇 猪龙骨

大荤（以肉类为主）·牛羊肉类

洋葱牛柳

食材组合

牛肉　洋葱　青椒　红椒

葱椒小牛肉

食材组合

京葱　牛肉　青椒

茶树菇牛肉

食材组合

牛肉　茶树菇（干）

萝卜炖牛肉

食材组合

牛肉　青萝卜　胡萝卜

羊肉炖萝卜

食材组合

羊肉　白萝卜　枸杞

葱爆羊肉

食材组合

羊肉　大葱

大荤（以肉类为主）·鸡鸭类

养生蒸滑鸡

食材组合

鸡　红枣

山药炖鸡

食材组合

鸡　山药

菌菇炖鸡

食材组合

鸡　干香菇

香菇鸡腿肉

食材组合

鸡腿　干香菇　胡萝卜　青椒

萝卜炖鸭腿 炖

食材组合

鸭腿　白萝卜　干香菇　枸杞

大荤（以肉类为主）·水产类

清蒸鱼 蒸

食材组合

鲈鱼／鲫鱼／鲻鱼　葱　姜　青椒　红椒

萝卜丝带鱼 煎 炖

食材组合

带鱼　白萝卜

蒜苗八爪鱼 炒

食材组合

八爪鱼（章鱼）　蒜苗

洋葱炒鱿鱼 炒

食材组合

鱿鱼　洋葱

酸汤鲈鱼

食材组合

鲈鱼　番茄

半荤（以素菜为主）

洋葱炒蛋

食材组合

洋葱　鸡蛋

洋葱炒肉丝

食材组合

洋葱　青椒　猪瘦肉

洋葱炒培根

食材组合

洋葱　土豆　培根

洋葱青椒鸭血

食材组合

鸭血　洋葱　青椒

牛肉末金针菇

食材组合

金针菇　牛肉

青蒜炒牛肉

食材组合

青蒜　牛肉

双椒鸡丝

食材组合

甜椒（红）　甜椒（绿）　鸡胸肉　洋葱

鸡肉炒三丁

食材组合

鸡胸肉　胡萝卜　玉米　青豆

蘑菇尖椒小炒肉

食材组合

尖椒　蘑菇　猪肉

白菜肉丝

食材组合

白菜　猪瘦肉　黑木耳

家常炖小肉圆

食材组合

猪肉　广东菜心　白玉菇　黑木耳

韭芽香干肉丝

食材组合

韭黄　香干　猪瘦肉

肉汁萝卜

食材组合

萝卜　蒜苗　红椒　猪肥瘦肉

花生仁炒肉丁

食材组合

花生　猪瘦肉

莴笋木耳肉片

食材组合

莴笋　黑木耳　猪瘦肉

香菇炒肉片

食材组合

香菇　胡萝卜　猪瘦肉

番茄开洋丝瓜

食材组合

番茄　　开洋（虾米、海米）　　丝瓜　　大蒜

西葫芦炒开洋

食材组合

西葫芦　　开洋（虾米、海米）

西兰花炒虾仁

食材组合

西兰花　　虾仁

虾仁炖豆腐

食材组合

北豆腐　　虾仁　　小葱

番茄炒鸡蛋

食材组合

鸡蛋　　番茄　　青椒

素菜·叶菜类

松仁菠菜　炒

食材组合

菠菜　　松仁　　胡萝卜（少量）

枸杞菠菜　炒

食材组合

菠菜　　枸杞

香菇油菜　炒

食材组合

香菇　　油菜　　大蒜

香菇包菜　炒

食材组合

包菜（卷心菜）　　香菇

腐皮青菜　炒

食材组合

豆腐皮　　青菜

番茄包菜

食材组合

包菜　番茄

双色包菜

食材组合

包菜　紫甘蓝

清炒紫甘蓝

食材组合

紫甘蓝　蒜末

蒜泥油麦菜

食材组合

油麦菜　大蒜

蒜蓉芥蓝

食材组合

芥蓝　大蒜

蒜蓉生菜

食材组合

生菜　大蒜

平菇炒白菜

食材组合

小白菜（青菜） 平菇

素菜·根茎类

山药小炒1

食材组合

黑木耳 山药 莲藕 青椒 红椒

山药小炒2

食材组合

山药 黑木耳 胡萝卜

蒜香南瓜

食材组合

南瓜 大蒜

洋葱花菜

食材组合

紫皮洋葱 花菜

西芹百合

食材组合

西芹　百合（鲜）

素菜·瓜茄类

蒜泥蒸茄子

食材组合

茄子　大蒜

番茄炒西葫芦

食材组合

西葫芦　番茄　蒜末

毛豆子小炒

食材组合

毛豆　丝瓜　黑木耳

素菜·菌藻类

荷兰豆杏鲍菇

食材组合

荷兰豆　杏鲍菇

洋葱炒杏鲍菇

食材组合

洋葱　　杏鲍菇　　黑胡椒

西兰花炒口蘑

食材组合

西兰花　　口蘑　　胡萝卜　　大蒜

西兰花炒木耳

食材组合

西兰花　　黑木耳　　大蒜

西兰花炒香菇

食材组合

西兰花　　鲜香菇

洋葱烩木耳

食材组合

洋葱　　黑木耳　　大蒜　　红椒

木耳炒腐竹

食材组合

黑木耳　　腐竹　　蟹味菇

莴笋金针菇

食材组合

莴笋　金针菇

荷兰豆白玉菇

食材组合

荷兰豆　白玉菇

双椒蟹味菇

食材组合

蟹味菇　红椒　青椒

菌菇菜心

食材组合

干香菇　菜心

双菇扒菜心

食材组合

白玉菇　滑子菇　菜心

素菜·豆制品

家常豆腐

食材组合

老豆腐　黑木耳　青椒　红椒

千张包圆

食材组合

千张　干香菇

青蒜炒素鸡

食材组合

素鸡　蒜苗

香干炒芹菜

食材组合

香干　芹菜　胡萝卜

白菜炖豆腐

食材组合

豆腐　白菜　小葱

腐竹小炒 （炒）

食材组合

腐竹　胡萝卜　甜椒

汤品·食疗饮品

胖大海雪梨汤 （炖）

食材组合

胖大海　雪梨　枸杞

胖大海双花茶 （炖）

食材组合

胖大海　金银花　菊花　麦冬

川贝炖雪梨 （炖）

食材组合

雪梨　川贝　罗汉果

雪梨银耳汤 （炖）

食材组合

雪梨　银耳　百合　枸杞　冰糖

百合银耳羹 — 炖

食材组合

银耳　莲子　干百合　红枣　枸杞

马蹄雪梨汤 — 炖

食材组合

马蹄　银耳　雪梨　枸杞

黄芪枸杞饮 — 炖

食材组合

黄芪　枸杞　红枣

菊花沙参汤 — 炖

食材组合

菊花　沙参　百合　枸杞　冰糖

山楂苹果羹 — 炖

食材组合

山楂　苹果　红枣

红枣桂圆汤 — 炖

食材组合

红枣　桂圆　木瓜

白果桂圆汤 （炖）

食材组合

白果　桂圆　陈皮

汤品·食疗汤品

菌王汤 （炖）

食材组合

茶树菇　蘑菇　蟹味菇　枸杞

双菇蔬菜汤 （炖）

食材组合

白玉菇　干香菇　腐竹　洋葱　圆白菜　生姜　枸杞

虫草花鸡汤 （炖）

食材组合

鲜鸡／乌鸡　虫草花　枸杞

白果排骨汤 （炖）

食材组合

白果　排骨

萝卜排骨汤　炖

食材组合

排骨　白萝卜　胡萝卜　生姜　小葱

猪骨沙参汤　炖

食材组合

猪骨　沙参　玉竹　麦冬

陈皮老鸭汤　炖

食材组合

老鸭　陈皮　生姜

2. 学生营养餐 10 组推荐套餐

下列 10 组推荐套餐中的材料份量适用于 15 ~ 17 岁的高中生，其他年龄段学生相应增减材料份量。

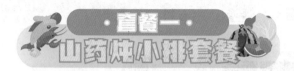

·套餐一·
山药炖小排套餐

黑米饭　　主食

150克	30克
粳米	黑米

蒸红薯　　主食

120克
红心红薯

山药炖小排　　荤菜

90克	50克	50克	20克	1克	4克	0.7克
猪小排	山药	鲜玉米	胡萝卜	枸杞	调和油	精盐

双椒炒鸡丝 半荤

30克	30克	60克
甜椒（红）	甜椒（绿）	鸡胸肉

5克	3克	0.7克
洋葱	调和油	精盐

香干炒芹菜 素菜

70克	50克	3克	0.7克
香芹(带叶)	豆腐皮(香干)	葵花籽油	精盐

雪梨银耳汤 汤品

5克	150克	2克	3克
银耳	雪梨	枸杞	冰糖

营养套餐简介

1. 本套餐中有19种食材，涵盖了谷薯类、蔬菜水果类、畜禽类、豆类等多个种类，食材多样、种类齐全，达到谷薯类为主、多素少荤、食不过量、均衡营养的基本要求。

2. 食谱中优质蛋白质来源选用了猪小排、鸡胸肉和豆腐皮，其中动物蛋白和大豆蛋白这两种优质蛋白质占食谱中蛋白质含量的 70%，为学生提供了充足的优质蛋白质。

3.食谱中选用的胡萝卜、甜椒、香芹等深色蔬菜含量占蔬菜总量的 73%，提供了充足的维生素 C 和 β－胡萝卜素等。

4.食谱设计中还考虑到含有重要微量营养素或是特殊抗病毒营养因子的食材，如选用了黑米、洋葱、银耳、枸杞等食材。

5.食谱中使用调和油、葵花籽油共计 10 克，食盐 2.1 克。既能补充优质脂肪酸，又达到低盐少油的清淡饮食的基本要求。

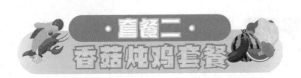

红薯杂粮饭 主食

150克	30克
粳米（标一）	红薯

煮玉米 主食

100克
鲜玉米

菌菇炖鸡 荤菜

100克	50克	20克	5克	0.7克
鸡	鲜香菇	胡萝卜	调和油	精盐

肉末炖豆腐 半荤

110克	50克	10克	10克	10克	0.7克
北豆腐	白菜	猪肥瘦肉	小葱	调和油	精盐

蒜蓉芥蓝 — 素菜

120克	10克	3克	0.6克
芥蓝	大蒜	大豆油	精盐

桂圆木瓜汤 — 汤品

100克	10克	10克
木瓜	红枣	桂圆

营养套餐简介

1. 本套餐中有18种食材，包括谷薯类、蔬菜水果类、畜禽类、豆类等多个种类，食材丰富、种类齐全，达到谷薯类为主、多素少荤、食不过量、均衡营养的基本要求。

2. 食谱中猪肉、鸡肉、豆腐是优质蛋白质的良好来源，动物蛋白质和大豆蛋白质占食谱中蛋白质总量的55%，兼顾到动物性和植物性优质蛋白质的营养互补。

3. 食谱中芥蓝、小葱等深色蔬菜量占蔬菜总量的65%，可为学生提供充足的维生素C和β-胡萝卜素。

4. 食谱中还选用了葱蒜类食材大蒜和小葱，十字花科蔬菜白菜和芥蓝，菌菇类食材鲜香菇，以及药食两用食材红枣、桂圆等具有特殊抗病毒营养因子的食材。

5. 食谱中使用调和油、大豆油共计18克，精盐2克。控油限盐，达到低盐少油的清淡饮食基本要求。

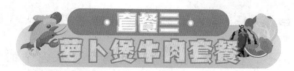

套餐三
萝卜煲牛肉套餐

洋葱蛋炒饭 **主食**

| 125克 | 60克 | 20克 | 10克 |
| 粳米（标一） | 鸡蛋 | 洋葱 | 青豆 |

| 10克 | 2克 | 0.5克 |
| 鲜玉米粒 | 葵花籽油 | 精盐 |

蒸红薯 **主食**

| 100克 |
| 红薯 |

萝卜煲牛肉 **荤菜**

| 80克 | 50克 |
| 牛肉（牛腱） | 青萝卜 |

| 20克 | 4克 | 0.7克 |
| 胡萝卜 | 调和油 | 精盐 |

西兰花炒虾仁 **半荤**

| 80克 | 10克 | 20克 | 4克 | 0.7克 |
| 西兰花 | 虾仁 | 鲜香菇 | 调和油 | 精盐 |

杂锦炒腐竹 —— 素菜

10克	30克	30克	3克	0.6克
腐竹	胡萝卜	青椒	调和油	精盐

虫草花鸡汤 —— 汤品

20克	5克	2克
鸡	虫草花	枸杞

营养套餐简介

1. 本套餐中有19种食材，涵盖了谷薯类、蔬菜类、畜禽类、豆类等多个种类，注重食材多样、种类齐全，达到谷薯类为主、多素少荤、食不过量、均衡营养的基本要求。

2. 食谱中选配了牛肉、鸡肉、虾仁、腐竹等优质蛋白质来源的食材，优质蛋白质占食材中蛋白质总量的68%。

3. 食谱中的西兰花、胡萝卜、青椒等深色蔬菜量占蔬菜总量的70%，为学生提供了充足的维生素C和β-

胡萝卜素。

4. 食谱设计中还考虑到含有重要微量营养素或是特殊抗病毒营养因子的食材，如选用了洋葱、虫草花、枸杞等。

5. 食谱中使用调和油、葵花籽油共计13克，精盐2.5克，既能补充优质脂肪酸，又达到低盐少油的清淡饮食的基本要求。

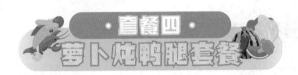

· 套餐四 ·
萝卜炖鸭腿套餐

红薯杂粮饭　主食

150克	30克
粳米(标一)	红薯

萝卜炖鸭腿　荤菜

100克	50克	20克	1克	3克	1克
鸭腿	白萝卜	干香菇	枸杞	调和油	精盐

虾仁豆腐　半荤

100克	10克	10克	5克	0.8克
北豆腐	虾仁	小葱	葵花籽油	精盐

松仁菠菜　素菜

120克	10克	10克	3克	0.7克
菠菜	松子	大蒜	调和油	精盐

菌菇枸杞汤 汤品

| 5克 | 20克 | 20克 | 1克 |
| 干香菇 | 平菇 | 口蘑 | 枸杞 |

营养套餐简介

1. 本套餐中有17种食材，涵盖了谷薯类、蔬菜类、畜禽类、豆类等多个种类，注重食材多样、种类齐全，达到谷薯类为主、多素少荤、食不过量、均衡营养的基本要求。

2. 食谱考虑到动物性和植物性优质蛋白质的营养互补，因而选配了鸭肉、虾仁和豆腐作为优质蛋白质来源。

3. 食谱中菠菜、小葱等深绿色蔬菜量占蔬菜总量的66%，供给了丰富的维生素 C 和 β-胡萝卜素。

4. 食谱设计中还考虑到含有重要微量营养素或是特殊抗病毒营养因子的食材，如选用了大蒜、小葱、菠菜、白萝卜、干香菇、口蘑、枸杞等。

5. 食谱中使用调和油、葵花籽油共计11克，精盐2.5克，既补充了优质脂肪酸，又达到低盐少油的清淡饮食的基本要求。

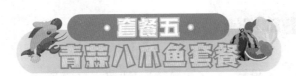

二米饭 主食

150克	30克
粳米（标一）	小米

青蒜八爪鱼 荤菜

80克	40克	10克	10克
八爪鱼（章鱼）	青蒜	红椒	小葱

5克	1克
大豆油	精盐

小炒蘑菇 半荤

40克	50克	10克	4克	0.8克
柱子椒	蘑菇（鲜蘑）	猪肥瘦肉	调和油	精盐

韭菜炒千张 素菜

40克	40克	20克	3克	0.7克
千张	韭菜	红椒	调和油	精盐

菌菇枸杞汤 （汤品）

20克	30克	20克	5克	5克
排骨	白萝卜	胡萝卜	生姜	小葱

营养套餐简介

1. 本套餐中有17种食材，涵盖了谷薯类、蔬菜类、畜禽类、豆类等多个种类，注重食材多样、种类齐全，达到谷薯类为主、多素少荤、食不过量、均衡营养的基本要求。

2. 食谱中选配了八爪鱼、猪肉、千张等食材，考虑到动物性和植物性优质蛋白质的营养互补。

3. 食谱中胡萝卜、红椒、韭菜、小葱等深色蔬菜量占蔬菜总量的74%，可为学生提供丰富的维生素 C 和 β-胡萝卜素。

4. 食谱设计中还考虑到含有重要微量营养素或是特殊抗病毒营养因子的食材，比如选用了葱蒜类、十字花科、菌菇类食材，以及药食两用的食材。

5. 食谱中使用调和油、大豆油共计12克，精盐2.5克，控油限盐，清淡饮食。

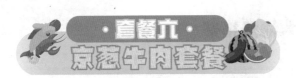

黑米饭　主食

110克	40克
粳米	黑米

蒸红薯　主食

150克
红薯

京葱炒牛肉　荤菜

50克	75克	5克	0.5克
京葱	牛肉	调和油	精盐

莴笋炒肉　半荤

40克	100克	10克	4克	0.5克
猪肉	莴笋（带叶）	红椒	大豆油	精盐

腐竹青菜　素菜

100克	10克	3克	0.5克
小白菜（青菜）	腐竹	葵花籽油	精盐

胖大海双花茶　　汤品

5克	3克	3克	3克
胖大海	金银花	菊花	麦冬

营养套餐简介

1.本套餐中有18种食材，涵盖了谷薯类、蔬菜类、畜禽类、豆类等，注重食材多样、种类齐全，达到谷薯类为主、多素少荤、食不过量、均衡营养的基本要求。

2.考虑到动物性和植物性优质蛋白质的营养互补，食谱中选配了牛肉、猪肉、腐竹等优质蛋白质来源的食材。

3.食谱中莴笋、小白菜、红椒等深色蔬菜量占蔬菜总量的80%，可为学生提供充足的维生素C和β-胡萝卜素。

4.食谱设计中还考虑到含有重要微量营养素或是特殊抗病毒营养因子的食材，如选用了大葱、胖大海、金银花、菊花、麦冬等。

5.食谱中使用调和油、大豆油、葵花籽油共计12克，精盐1.5克，控油限盐，清淡饮食。

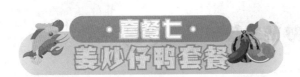

·套餐七·
姜炒仔鸭套餐

红薯杂粮饭 主食

| 125 克 | 100 克 |
| 粳米 | 红心红薯 |

煮玉米棒 主食

| 150 克 |
| 玉米棒 |

姜炒仔鸭 荤菜

| 120 克 | 20 克 | 40 克 | 10 克 | 2 克 | 2 克 |
| 仔鸭 | 泡椒姜 | 莴笋 | 大蒜茎 | 青尖椒 | 红尖椒 |

| 4 克 | 0.5 克 |
| 大豆油 | 精盐 |

洋葱香干炒肉 半荤

| 80 克 | 25 克 | 20 克 | 40 克 | 4 克 | 0.5 克 |
| 洋葱 | 香干 | 青椒 | 猪瘦肉 | 调和油 | 精盐 |

小炒西兰花 素菜

120克	3克	50克	5克	4克	1克
西兰花	黑木耳	平菇	大蒜	大豆油	精盐

菊花沙参汤 汤品

5克	5克	2克	2克
菊花	沙参	百合	枸杞

营养套餐简介

1.本套餐中有22种食材，涵盖了谷薯类、蔬菜类、畜禽类、豆类等，注重食材多样、种类齐全，达到谷薯类为主、多素少荤、食不过量、均衡营养的基本要求。

2.食谱中选配了鸭肉、猪肉、香干等食材，顾及动物性和植物性优质蛋白质的营养互补。

3.食谱中西兰花、青椒等深色蔬菜占蔬菜总量的60%，可为学生提供足够的维生素C和β-胡萝卜素。

4.食谱中选用了红心红薯、泡椒姜、洋葱、西兰花、黑木耳、平菇、菊花、沙参、百合等含有重要微量营养素或是特殊抗病毒营养因子的食材。

5.食谱中使用调和油、大豆油共计12克，精盐2克，低盐少油，清淡美味。

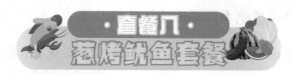

·套餐八·
葱烤鱿鱼套餐

黑米饭 — 主食

100克	40克
粳米	黑米

蒸红薯 — 主食

80克
红薯

葱烤鱿鱼 — 荤菜

80克	100克	10克	10克	5克	0.5克
洋葱	鱿鱼	红椒	青椒	调和油	精盐

家常炖肉圆 — 半荤

30克	110克	40克	15克	2克
猪肥瘦肉	广东菜心	白玉菇	胡萝卜	黑木耳

3克	0.5克
葵花籽油	精盐

鸭血豆腐煲　素菜

70克	70克	5克	4克	0.5克
鸭血	豆腐	红尖椒	调和油	精盐

川贝炖雪梨　汤品

5克	125克	10克	2克
川贝	雪梨	罗汉果	枸杞

营养套餐简介

1. 本套餐中有22种食材，涵盖了谷薯类、蔬菜水果类、畜禽类、鱼虾类、大豆类等，注重食材多样、种类齐全，达到谷薯类为主、多素少荤、食不过量、均衡营养的基本要求。

2. 食谱中选配了鱿鱼、猪肉、豆腐等食材，动物性蛋白质和大豆蛋白质搭配，实现营养互补。

3. 食谱中菜心、胡萝卜、红椒、青椒等深色蔬菜占蔬菜总量的65%，可提供丰富的维生素C和β-胡萝卜素。

4. 食谱设计中还考虑到含有重要微量营养素或是特

殊抗病毒营养因子的食材，如选用了红薯、洋葱、白玉菇、黑木耳、川贝、罗汉果等食材。

5.食谱中使用调和油、葵花籽油共计12克，精盐1.5克，既补充优质脂肪酸，又达到低盐少油、清淡饮食的基本要求。

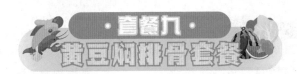

·套餐九·
黄豆焖排骨套餐

红薯米饭 主食

110克	100克
粳米	红心红薯

煮玉米棒 主食

100克
玉米棒

黄豆焖排骨 荤菜

90克	60克	10克	3克	3克	0.5克
排骨	白萝卜	黄豆	小葱	调和油	精盐

洋葱炒什锦 半荤

100克	100克	50克	10克	5克
洋葱	胡萝卜	鸡胸肉	青椒	葵花籽油

0.5克
精盐

双菇扒菜心 素菜

110克	30克	30克	4克	0.5克
本地菜心	口蘑	鲜香菇	调和油	精盐

黄芪红枣饮 汤品

5克	2克	5克
黄芪	枸杞	红枣

营养套餐简介

1. 本套餐中有20种食材，涵盖了谷薯类、蔬菜类、畜禽类、豆类等，注重食材多样、种类齐全，达到谷薯类为主、多素少荤、食不过量、均衡营养的基本要求。

2. 食谱中选配了排骨、鸡胸肉、黄豆等食材，动物性蛋白质和大豆蛋白质合理搭配，实现营养互补。

3. 食谱中胡萝卜、菜心、青椒等深色蔬菜占蔬菜总量的58%，可为学生提供充足的维生素C和β-胡萝卜素。

4. 食谱中还选用了红心红薯、白萝卜、洋葱、口蘑、鲜香菇、黄芪、枸杞、红枣等含有重要微量营养素或特殊抗病毒营养因子的食材。

5.食谱中使用调和油、葵花籽油共计12克，精盐1.5克，既能补充优质脂肪酸，又达到低盐少油、清淡饮食的基本要求。

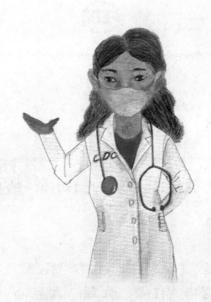

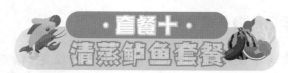

·套餐十·
清蒸鲈鱼套餐

洋葱蛋炒饭 主食

110克	40克	50克	10克	10克
粳米	洋葱	鸡蛋	青豆	鲜玉米粒

蒸红薯 主食

100克
红薯

清蒸鲈鱼 荤菜

85克	10克	5克	5克	3克	1克
鲈鱼	姜	红椒	青椒	调和油	精盐

蒜薹炒肉 半荤

90克	30克	10克	5克	5克	0.5克
蒜薹	猪瘦肉	红椒	大蒜	大豆油	精盐

山药小炒 素菜

5克	60克	40克	10克	5克	5克
黑木耳	山药	莲藕	百合	青椒	红椒

4克	1克
葵花籽油	精盐

腐竹白果汤 汤品

20克	5克	10克
猪肚	白果	腐竹

营养套餐简介

1. 本套餐中有24种食材，涵盖了谷薯类、蔬菜类、畜禽类、豆类、蛋类，注重食材多样、种类齐全，达到谷薯类为主、多素少荤、食不过量、均衡营养的基本要求。

2. 食谱中选配了鲈鱼、鸡蛋、猪瘦肉、腐竹等食材，考虑到动物性和植物性优质蛋白质之间的营养互补。

3. 食谱中蒜薹、青椒、红椒等深色蔬菜占蔬菜总量的74%，可供给充足的维生素C和β-胡萝卜素。

4. 食谱设计中还考虑到含有重要微量营养素或是特殊抗病毒营养因子的食材，如选用了红薯、洋葱、蒜薹、黑木耳、百合、白果等。

5. 食谱中使用调和油、大豆油、葵花籽油共计12克，精盐2.5克，既补充优质脂肪酸，又低盐少油，清淡美味。

师生健康饮食十要点

谷类为主添杂粮，多素少荤重多样。

新鲜蔬果吃足够，绿黄红白都要有。

鱼虾禽蛋动物肉，各种适量即可以。

豆制品类植物肉，同样重要不能漏。

零食优选果豆奶，补缺营养又益钙。

油炸烧烤腌制品，不吃远离多种病。

减盐减油少吃糖，清淡美味保健康。

三餐分配要合理，定时定量守规律。

日常喝水要足量，营养代谢更通畅。

每天吃动两平衡，乐活健康你我行。